CONTRIBUTION A L. _____

SUR LA DIFFÉRENCIATION ET LA RECHERCHE

DU BACILLE TYPHIQUE

ET

DU COLIBACILLE

PAR

Albert GAUTIÉ

Docteur en Médecine.

TOULOUSE

IMPRIMERIE JOSEPH FOURNIER

62, Boulevard Lazare-Carnot, 62

1899

CONTRIBUTION A L'ÉTUDE

SUR LA DIFFÉRENCIATION ET LA RECHERCHE

DU BACILLE TYPHIQUE

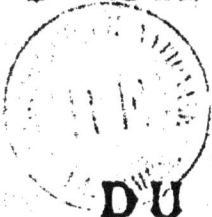

ET

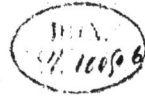

DU COLIBACILLE

PAR

Albert GAUTIÉ

Docteur en Médecine.

—— ·~~~~· ——

TOULOUSE

IMPRIMERIE JOSEPH FOURNIER

62, Boulevard Lazare-Carnot, 62

——

1899

A MON PÈRE ET A MA MÈRE

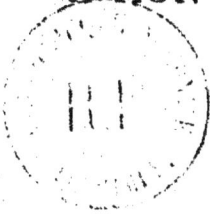

———

A MES PARENTS

———

A MES AMIS

———

A MES MAITRES

DE LA FACULTÉ ET DES HÔPITAUX

Au début de ce travail, nous devons acquitter une dette de reconnaissance envers nos Maîtres.

Nous ne savons trop comment remercier M. le Professeur GUIRAUD de la bienveillance et de la sympathie qu'il n'a cessé de nous témoigner, depuis trois ans qu'il a bien voulu nous admettre dans son laboratoire et pendant lesquels il nous a initié à la pratique de l'hygiène et de la bactériologie, en nous montrant les liens étroits qui les unissent l'une à l'autre. Nous lui adressons l'expression de notre vive gratitude et de notre profonde reconnaissance pour l'intérêt qu'il a porté à nos recherches, malgré la préoccupation de ses nombreux travaux ; pour les conseils qu'il nous a donnés, en nous inspirant le sujet de cette thèse, et pour le grand honneur qu'il nous fait d'en accepter la présidence.

A M. le Professeur agrégé MOREL, en qui nous avons apprécié la grande science du bactériologiste et les qualités du clinicien, nous adressons nos vifs remerciements de ce qu'il a bien voulu nous fournir certains matériaux de nos recherches et examiner quelques-uns de nos résultats.

M. le Professeur agrégé RISPAL, dont nous avons recueilli le précieux enseignement théorique ou pratique, a toujours été très bienveillant pour nous. Les marques d'intérêt qu'il a portées à notre travail nous ont été un précieux encouragement. Nous le prions d'accepter l'hommage de notre sincère gratitude.

Nous n'oublierons pas les services que nous a rendus M. le Professeur LABÉDA, Doyen de la Faculté, et l'intérêt qu'il nous a témoigné au cours de nos études médicales. Nous lui adressons ici l'assurance de notre sincère et respectueux attachement.

Nous tenons encore à remercier MM. les Professeurs CAUBET, CHALOT, MAUREL et BÉZY du bienveillant accueil que nous avons trouvé auprès d'eux et de leur précieux enseignement ; M. le Professeur agrégé FRENKEL, de l'honneur qu'il nous fait d'entrer dans notre jury, et MM. les Docteurs SECHEYRON, Chirurgien des Hôpitaux, et PASCAL, des marques de sympathie et des utiles conseils qu'ils nous ont donnés dans plusieurs circonstances.

Enfin, nous ne saurions oublier d'adresser nos plus vifs remerciements à M. LECLAINCHE, Professeur à l'École vétérinaire, pour l'amabilité et l'obligeance avec lesquelles il a mis à notre disposition des sérums d'animaux immunisés.

PRÉFACE

Depuis les découvertes immortelles de Pasteur, la bactériologie, comme toutes les sciences expérimentales, a marché à pas de géant, et pourtant, à mesure qu'elle progresse, certaines questions semblent devenir des problèmes de plus en plus difficiles et de plus en plus complexes.

Parmi ces questions, il en est une qui a soulevé, depuis une dizaine d'années, de vives controverses dans le monde savant : c'est celle de l'unité ou de la dualité du Bacille typhique et du Colibacille.

Depuis que MM. Rodet et Roux, de Lyon, ont soutenu que le Bacille d'Eberth n'était qu'une transformation du Bacterium coli, obtenue par son passage dans l'organisme humain, la biologie de ces deux bactéries a donné lieu à une foule de travaux, les uns en faveur de la doctrine des savants Lyonnais, les autres en faveur de la dualité spécifique des deux bacilles.

Les dualistes, n'ayant pas tardé à reconnaître que tous les caractères qui servaient, au début, à différencier les deux espèces étaient absolument insuffisants, en trouvèrent d'autres d'une plus grande valeur; mais ceux-ci ont tour à tour été l'objet de critiques sérieuses de la part des unicistes et montrés tout aussi contingents que les premiers. Il en est cependant quelques-uns qui ne sont pas encore entrés dans la pratique courante et dont la valeur n'est pas bien établie.

La mise en évidence du Bacille typhique dans les matières fécales ou le milieu extérieur, considérée à un moment donné presque comme impossible, a donné lieu aussi à de nouveaux procédés. S'ils sont loin d'avoir donné à tous les bactériologistes les résultats annoncés par leurs auteurs, ils ont cependant apporté un perfectionnement à la technique primitive.

Ce sont ces nouveaux caractères différentiels et ces procédés de recherche qui font surtout l'objet de notre travail. Nous aurions pu nous borner à exposer ces nouvelles méthodes avec les résultats qu'elles nous ont donnés. Nous avons cru cependant qu'il était préférable de ne pas passer sous silence les anciens caractères différentiels, malgré qu'ils soient très connus. Certains procédés nouveaux n'étant qu'un perfectionnement des anciens, l'exposé de ces derniers devenait nécessaire pour établir une comparaison.

De plus, ce n'est qu'en présentant en entier la biologie comparée du Bacillle typhique et du Bacterium coli que l'on peut bien saisir le rapprochement des deux espèces et les différences qui les séparent.

Nous avons voulu, en un mot, en y introduisant quelques recherches personnelles, présenter, dans un ensemble assez complet, une mise au point sur la différenciation et la recherche des bacilles d'Eberth et d'Escherich.

Nous n'avons pas la prétention de trancher la question de l'unité ou de la dualité du Bacille typhique et du Colibacille. Des maîtres plus compétents que nous soutiennent encore, à ce sujet, des opinions nettement opposées. Il nous semble cependant que la spécificité du Bacille typhique, un moment ébranlée, s'affirme aujourd'hui de plus en plus.

Le problème sera-t-il jamais définitivement résolu? Nous   savons pas; mais nous devons remarquer que le cas du Bacille d'Eberth n'est qu'un cas particulier d'un problème plus général dans l'état actuel de la microbiologie. Si l'on a découvert des bacilles pseudo-typhiques, il existe également des bacilles pseudo-diphthériques et des vibrions pseudo-cholériques, et l'on ignore encore, aussi bien pour les un   que pour les autres, si tous ces germes constituent des races ou des espèces nettement distinctes des espèces types ou s'ils n'en diffèrent que par l'absence momentanée du pouvoir pathogène qu'ils pourraient récupérer sous certaines influences encore inconnues.

Il est manifeste que, sous le nom de Colibacille, sont groupées un certain nombre de variétés voisines, dont quelques-unes se rapprochent énormément du Bacille typhique; mais, malgré les efforts qui ont été tentés dans ce sens, on n'est jamais parvenu à transformer un colibacille en bacille d'Eberth véritable.

Si le Bacille typhique, comme le pensent quelques bactériologistes, n'est qu'une race de Bacillus coli, avons-nous tout au moins aujourd'hui des procédés suffisants pour le différencier des races de B. coli les plus voisines? C'est à quoi nous chercherons à répondre dans le cours de ce travail.

Nous avons divisé cette étude en deux grandes parties. Dans la première, nous passons en revue les caractères communs et différentiels des deux bacilles et les procédés employés pour les mettre en évidence. Dans la deuxième, nous examinons les diverses méthodes de recherche et d'isolement, et cherchons aussi à montrer leur valeur.

Pour expérimenter les divers procédés, nous nous sommes servi d'un certain nombre d'échantillons de colibacilles normaux et anormaux de provenances variées et de bacilles typhiques authentiques. Voici leur nomenclature :

(Les colibacilles anormaux sont précédés d'un astérisque.)

B. coli I. ....   Eau de la Garonne, canalisation.
— II...........   Eau de puits A.
— *III........   Eau de puits B.

B. COLI · IV........   Eau de puits C.
  —   · V.........   Eau de puits D.
  —   · VI........   Eau de puits E.
  —   VII...... ..   Eau d'égout.
  —   VIII.......   Poussières de rue.
  —   IX ....   Poussières de plancher.
  —   X ....   Matières fécales ordinaires.
  —   · XI......... Selles diarrhéiques.
  —   XII.........   Selles de typhique.
  —   · XIII....... Selles de typhique.
B. TYPHIQUE I.......   Laboratoire du Val-de-Grâce.
  —   II et III. { Laboratoire de bactériologie de
                       la Faculté (1).

L'origine des échantillons étant donnée ici, nous
nous dispenserons de la répéter à chacune de nos
expériences.

(1) Les échantillons II et III nous ont été obligeamment donnés par M. le
Professeur agrégé MOREL.

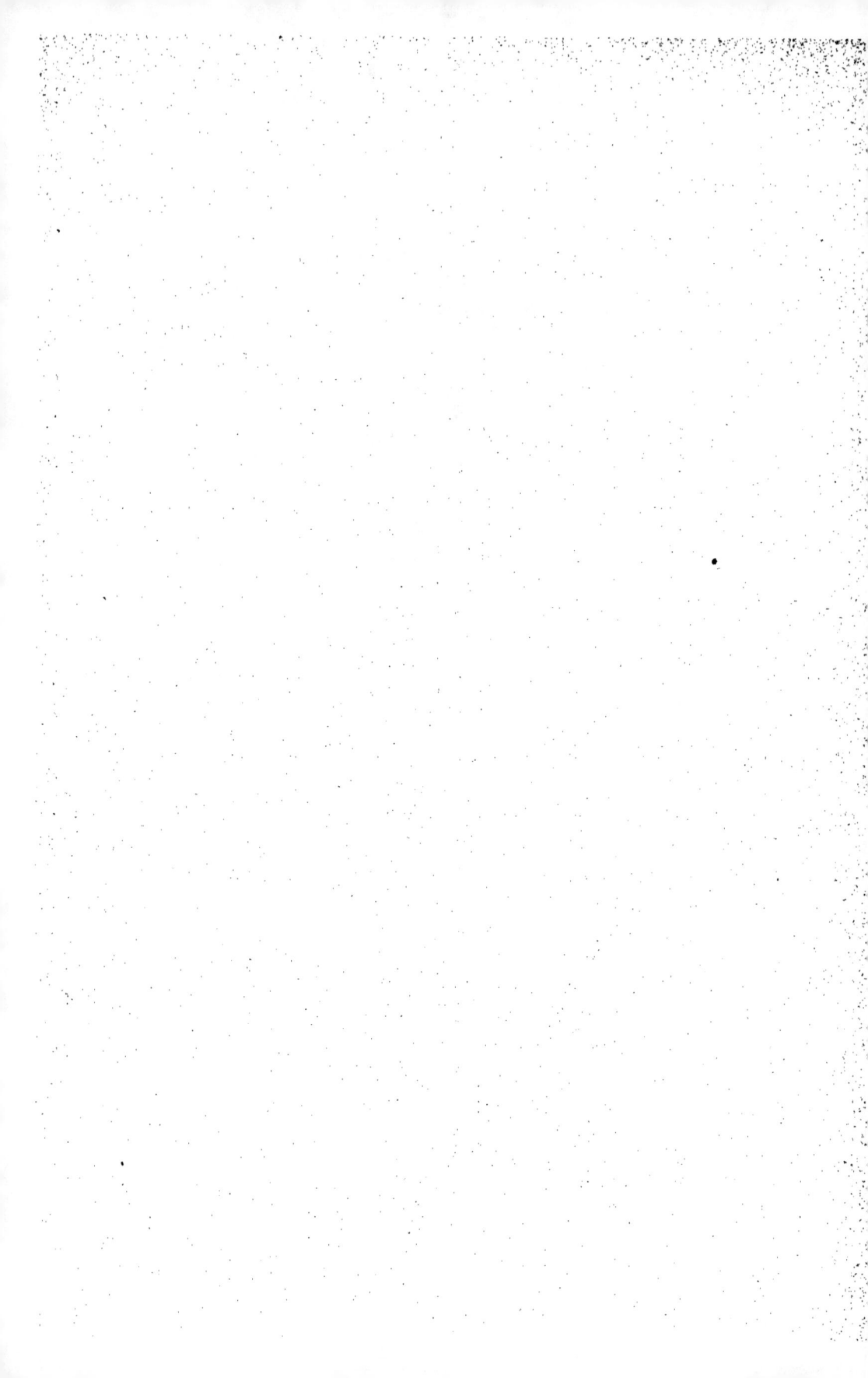

CHAPITRE PREMIER

Historique.

Après la découverte d'Eberth (1), en 1880, confirmée par plusieurs bactériologistes et complétée
surtout par Gaffky (2) en 1884, l'existence d'un agent
microbien dans la fièvre typhoïde était démontrée.
A l'autopsie des sujets morts de cette maladie, on le
trouvait presque toujours dans certains organes, et
principalement dans la rate et les ganglions lympha-
tiques. Quelques années plus tard, on arrivait à le
retirer, chez le vivant, de la rate (3) et des taches
rosées lenticulaires (4).

(1) EBERTH. Virchow's Archiv, t. LXXXI, p. 58, 1880, et t. LXXXIII, p. 486, 1881.
— Recueil de Volkmann, 1883.
(2) GAFFKY. Mittheilungen aus dem kaiserl. Gesundheitsamte, t. II, p. 372,
1884.
(3) LUCATELLO. Bulletino de Academia medica de Genova, 1886, no 8.
(4) NEUHAUSS. Berliner klinische Wochenschrift, 8 févr. 1886, no 6, p. 89.

Il restait encore à faire la preuve de sa spécificité et de son pouvoir pathogène par l'inoculation aux animaux; mais les premiers expérimentateurs arrivèrent, à ce point de vue, à des résultats opposés, et ce n'est qu'avec les travaux de Chantemesse et Widal que la question fit un pas décisif.

En 1887, en effet, ces deux bactériologistes publient une étude détaillée et complète du Bacille typhique ou Bacille d'Eberth-Gaffky (1). Après avoir examiné tous les travaux antérieurs, ils reprennent la morphologie du microbe, montrent son polymorphisme et décrivent d'une façon remarquable les caractères de ses cultures sur les divers milieux. A l'autopsie de douze typhiques, ils arrivent à isoler onze fois le B. d'Eberth, souvent à l'état de pureté, et ils l'obtiennent aussi chez le vivant par la ponction de la rate. Ils étudient la question des infections secondaires et montrent que le Bacille typhique prépare dans l'organisme des voies d'accès et un terrain favorable aux divers microbes pyogènes.

Par l'inoculation à divers animaux (souris, cobaye, lapin), ils arrivent le plus souvent à des résultats positifs et montrent que si cette expérimentation physiologique ne peut pas reproduire chez l'animal la fièvre typhoïde, maladie spéciale à l'homme, elle peut déterminer une septicémie, qui manifeste la virulence du bacille d'Eberth et qui prouve que l'animal succombe à l'infection par invasion bacillaire

(1) CHANTEMESSE et WIDAL. Archives de physiologie, t. IX, p. 217, 1887.

et non à une intoxication alcaloïdique ou au trau-
matisme dû à l'introduction dans le sang d'une
grande quantité de microbes indifférents.

L'existence du Bacille typhique et sa spécificité
paraissant dès lors établis d'une manière incontestable, c'est du côté de l'étiologie de la fièvre typhoïde
que devaient se porter les recherches.

Depuis longtemps déjà on savait, par les épidé-
miologistes, que la transmission de la maladie était
due aux déjections des typhiques, qui contaminaient
le sol ou les eaux potables. La recherche de l'agent
pathogène dans les selles des typhiques et dans les
eaux suspectes s'imposait donc pour apporter, par
une preuve directe et palpable, une confirmation
aux données de l'épidémiologie.

Déjà, en 1884, Gaffky, et, en 1885, Pfühl et Eisenberg (1), avaient recherché le bacille dans les
déjections des typhiques, mais sans succès. Pfeiffer (2) fut plus heureux et parvint, pendant l'épidémie
de Wiesbaden, à l'isoler plusieurs fois sur les plaques de gélatine.

Après lui, Frænkel et Simmonds (3), Merkel, le
trouvèrent également. Seitz (4), après une longue
série de résultats infructueux, parvint à l'isoler huit
fois sur vingt-quatre déjections provenant de huit

(1) EISENBERG. Bakteriologische Diagnostik, 1886.

(2) PFEIFFER. Deutsche med. Woch , 16 juillet 1885, p. 500.

(3) E. FRÆNKEL et SIMMONDS. Die aetiologische Bedeutung des Typhusbacillus, Hambourg et Leipzig, 1886, et Centralblatt für Klin. Medicin, 1886, p. 675.

(4) SEITZ. Bakteriologische Studien zur Typhusaetiologie, Munich, 1886.

malades différents. Wiltschura (1) obtint aussi plusieurs résultats positifs.

MM. Chantemesse et Widal, ayant remarqué que les insuccès de ce genre de recherches provenaient le plus souvent de ce qu'un grand nombre de bactéries liquéfiaient rapidement les plaques de gélatine et rendaient, par suite, tout examen impossible, imaginèrent, pour empêcher leur pullulation, d'additionner la gélatine d'acide phénique. Malgré ce procédé, ils n'arrivèrent à trouver le bacille que deux fois chez neuf malades.

Un fait important, au point de vue de la prophylaxie, fut signalé par eux : c'est celui de la persistance de la vitalité du bacille dans des déjections conservées pendant quinze jours dans un tube stérilisé. Le bacille, conservant ainsi sa vitalité, pendant un temps assez long, dans les selles des typhiques, pouvait parfaitement être entraîné, par des causes diverses, dans les eaux d'alimentation, puisque les déjections des malades étaient si souvent répandues à la surface du sol.

D'ailleurs, à cette époque, le rôle de l'eau de boisson, dans la genèse de certaines épidémies de fièvre typhoïde, était démontré d'une façon indéniable. Parmi ces épidémies, nous signalerons celles qui ont été l'objet d'enquêtes minutieuses et de rapports parus dans diverses publications périodiques ou autres (*Annales d'Hygiène publique, Revue d'hy-*

(1) WILTSCHURA. Vratch, 1886, no 25, et Deutsche med. Zeitung, 1886, no 90.

giène, etc.). Ce sont les épidémies de Lausen (Suisse, 1872), de Monts (1879), de Chaumont, d'Auxerre (1882-1883), de Genève (1884), de Pierrefonds, de Joigny, de Ménilmontant (1886), de Paris (1882-85-86-87), de Clermont-Ferrand, de Lorient (1887), du lycée de Quimper (1888).

En même temps, l'examen bactériologique décelait la présence de l'agent pathogène dans la plupart des eaux qui avaient causé ces épidémies. Gaffky et, après lui, quelques autres bactériologues, avaient entrepris sans succès ce genre de recherches.

Mais, en 1886, Michael (1) et Mœrs (2), en Allemagne, découvraient le bacille d'Eberth dans des eaux contaminées par des déjections de typhique, et dont l'ingestion avait provoqué la maladie chez un groupe d'individus.

En employant le procédé des milieux phéniqués, MM. Chantemesse et Widal le trouvaient dans l'eau de Ménilmontant; M. Chantemesse, dans les eaux de Pierrefonds et de Clermont-Ferrand; M. Thoinot, dans l'eau de la Seine (1887); M. Macé, dans l'eau d'un puits (Sézanne, 1887), et M. E. Roux dans l'eau du lycée de Quimper.

La recherche du Bacille typhique dans le sol avait aussi donné des résultats positifs à plusieurs bactériologistes. En 1884, à Copenhague, Trydc et Salomonsen (3) trouvaient le bacille dans le sol d'une

(1) MICHAEL. Fortschritte der Medicin, 1er juin 1886, p. 353.
(2) MŒRS. Centralblatt für allg. Gesundheitspflege, 1883.
(3) TRYDE et SALOMONSEN. Société de médecine de Copenhague, 9 déc. 1884.

caserne infestée par la fièvre typhoïde, et Chour, à Jitomir (Russie, 1887) (1), dans les poussières du plancher de certaines chambres de caserne où se produisaient avec persistance de nombreux cas de dothiénentérie.

M. Macé (2), en 1888, soupçonnant fortement l'eau d'un puits comme cause d'une épidémie, fit pratiquer quatre forages autour de ce puits et obtint de la terre de deux forages un assez grand nombre de colonies de bacille d'Eberth.

Tous ces faits militaient en faveur de la propagation par l'eau ou par le sol du germe infectieux, et l'étiologie hydrique de la fièvre typhoïde trouvait un grand nombre de partisans absolus.

Pourtant, quelques auteurs n'admettaient pas sans conteste ces conclusions. M. Arnould (3), entre autres, prétendait que l'eau ordinaire, fût-elle riche en matières organiques, était un milieu très peu favorable à la vitalité du bacille d'Eberth.

Mais à ces objections on pouvait opposer les résultats d'expériences faites par plusieurs bactériologistes, qui démontraient que le bacille d'Eberth pouvait conserver très longtemps sa vitalité dans l'eau ou dans le sol.

Hochstetter (4) avait vu le Bacille typhique vivre cinq jours dans de l'eau distillée stérile et neuf jours

(1) VAILLARD. Société médicale des hôpitaux, 13 déc. 1889, p. 512.
(2) MACÉ. Comptes rendus de l'Académie des sciences, 28 mai 1888, p. 1302.
(3) ARNOULD. Revue d'hygiène, t. IX, p. 27, janvier 1887.
(4) HOCHSTETTER. Arbeiten aus dem kaiserl. Gesundheit, t. II, 1887.

dans l'eau stérilisée des conduites de Berlin. Huppe, dans l'eau d'un puits très riche en matières organiques et non stérilisée, l'avait vu persister trente jours (1).

MM. Chantemesse et Widal (2), ayant ensemencé du bacille d'Eberth dans de l'eau de l'Ourcq stérilisée, la conservèrent pendant trois mois à la température du laboratoire et en obtinrent, au bout de ce temps, des colonies caractéristiques.

Cramer (3) et Leone (4), Meade Bolton (5) constatèrent que les bactéries conservées dans l'eau à 22° se multipliaient et que certaines même se développaient très bien dans de l'eau distillée et stérilisée.

Wolffhugel et Riedel (6) n'ensemençaient que de très petites quantités de germes dans des eaux de toute espèce de provenances et constataient qu'un certain nombre de bactéries pathogènes, parmi lesquelles le bacille d'Eberth, présentaient dans ces milieux une multiplication très manifeste.

MM. Straus et Dubarry (7), dans les eaux de la Vanne et de l'Ourcq, ont aussi conservé le Bacille typhique pendant quatre-vingts jours à 25° et pendant quarante-trois jours à 20°.

La résistance du microbe dans le sol fut aussi

(1) Huppe. Shilling's Journal, 1887.
(2) Chantemesse et Widal, loc. cit.
(3) Cramer. Die Wasserversorgung von Zurich, Zurich, 1885.
(4) Leone. Atti della R. Academia dei Lincei, t. 1, p. 726, 1885.
(5) Meade Bolton. Zeitschrift für Hygiene, t. 1, p. 115, 1886.
(6) Wolffhugel et Riedel. Arbeiten aus dem kaiserl. Gesundheitsamte, t. 1, p. 455, 1886.
(7) Straus et Dubarry. Archives de médecine expérimentale, t. 1, p. 17, 1889.

étudiée en 1889 par MM. Grancher et Deschamps(1).
En expérimentant sur le terrain d'Achères, ils ont
vu que le microbe pouvait pénétrer dans le sol jusqu'à
une profondeur de cinquante centimètres, et là, en
pleine terre, au milieu des organismes si variés et si
nombreux qu'elle renferme, ils le trouvaient vivant
cinq mois et demi après l'avoir ensemencé.

En même temps, d'autres expériences montraient
la longue vitalité de cette bactérie dans les matières
fécales.

Uffelmann (2), ensemençant du bacille d'Eberth
dans des selles ordinaires, faiblement alcalines et
maintenues à une température de 17 à 20°, le trouva
vivant au bout de quatre mois.

Karlinski (3) s'est servi des déjections de typhiques et a obtenu des résultats très différents, suivant
qu'elles étaient acides ou alcalines. Dans des selles
acides le microbe ne vivait pas plus de trois jours,
tandis qu'il persistait plus de trois mois dans les
autres. De plus, s'il se trouvait en présence de
microbes saprophytes, il perdait sa virulence au
bout de quinze jours.

A ce moment, de nouvelles méthodes de recherche permettaient encore de déceler le Bacille typhique dans certaines eaux de boisson. En 1890,
M. Vincent (4) le trouvait dans l'eau de la Seine;

(1) Grancher et Deschamps. Arch. de méd. expérim., t. i, p. 33, 1889.
(2) Uffelmann. Centralblatt für Bakteriologie, t. v, no 15, 1889.
(3) Karlinski. Centralblatt für Bakt , t. vi, p. 65, 1889.
(4) Vincent. Annales de l'Institut Pasteur, t. iv, p. 772, déc. 1890.

en 1891, M. Péré(1) dans l'eau d'Alger, et M. Macé encore dans l'eau de la Seine.

Toutes ces expériences et tous ces faits concordaient pour établir d'une manière très évidente que le sol et l'eau potable étaient les agents principaux de la transmission des germes typhiques, et l'étiologie de la fièvre typhoïde paraissait démontrée d'une façon très claire à la plupart des bactériologistes.

Mais, à ce moment, l'attention du monde médical fut attirée sur un microbe très voisin du bacille typhique, le *Bacterium coli commune*, qu'Escherich (2) avait trouvé, en 1884, dans les matières fécales des nouveaux-nés, et dont la découverte n'avait pas paru tout d'abord d'une grande importance. Le Bacterium coli fut en effet considéré, pendant quelques années, comme un saprophyte banal de l'intestin et sans aucun pouvoir pathogène.

En 1887, MM. Chantemesse et Widal, et, en 1888, M. Macé (3), avaient bien remarqué que la morphologie du bacille d'Escherich était très voisine de celle du bacille d'Eberth, mais ils montraient qu'on pouvait les différencier facilement par les caractères des cultures. En même temps, M. Macé attirait particulièrement l'attention sur la présence du B. coli dans l'eau et la considérait comme l'indication d'une contamination d'origine fécaloïde.

Le pouvoir pathogène du B. coli n'allait pas tar-

(1) PÉRÉ. Annales de l'Inst. Pasteur, t. v, p. 79, février 1891.
(2) ESCHERICH. Fortschritte der Medicin, t. III, p. 515, 1885.
(3) MACÉ. Annales d'hygiène publique, t. XIX, p. 501, 1888.

der à être démontré. Hueppe (1), en examinant les
selles d'un enfant atteint de choléra nostras, y avait
trouvé en prédominance un bacille analogue à celui
d'Escherich. Ce fait ne permettait encore que des
soupçons sur la virulence du Coli, mais ils furent
justifiés en 1889 par M. Laruelle (2), qui indiqua
nettement, dans un important mémoire, le rôle
pathogène du Colibacille dans les péritonites par
perforation.

La même année, Tavel (3) retirait du sang d'une
thyroïdite une culture pure de B. Coli, et Adenot (4)
publiait un cas de méningite microbienne, qu'il
attribuait, il est vrai, au bacille d'Eberth, mais en
montrant les analogies de ce bacille avec le B. coli
et la variabilité des caractères présentés par leurs
cultures.

C'est en s'appuyant sur ces faits et plusieurs autres, personnels, qui démontraient encore le pouvoir pathogène du Coli, et en considérant les nombreux caractères communs aux bacilles d'Eberth
et d'Escherich, que MM. Rodet et G. Roux, de Lyon,
publièrent, de 1889 à 1891, une série de mémoires
pour identifier les deux bactéries. L'interprétation
d'un rapprochement spécifique des deux microbes,
présentée d'abord comme une simple hypothèse, fut

(1) HUEPPE. Berl. klin. Woch., 8 août 1887, p. 591.
(2) LARUELLE. La Cellule, t. v, p. 50, 1889.
(3) TAVEL. Correspondenzblatt für Schweizer Aerzte, 1889.
(4) ADENOT. Arch. de méd. exp., 1889, p. 656.

ensuite adoptée par eux comme réelle et exposée dans un mémoire à la Société de biologie (1).

Cette théorie était basée sur l'examen comparatif du sang de la rate et des matières fécales des typhiques, et sur l'étude minutieuse des caractères soi-disant différentiels des deux bacilles.

Chez les typhiques, le sang de la rate donnant des cultures pures de bacille d'Eberth et les matières fécales des cultures de B. coli sans Bacille typhique, ils concluaient que ce dernier n'était pas autre chose que le B. coli ayant subi certaines modifications par son passage à travers l'organisme. Le B. coli était par conséquent l'agent de la fièvre ty-phoïde.

Examinant ensuite les caractères considérés comme différentiels entre les deux bactéries, ils n'en trouvaient aucun de suffisant pour faire de ces deux bacilles deux espèces distinctes. Ils montraient la variabilité des caractères présentés par les cultures en bouillon sur gélatine et sur pomme de terre. Au point de vue de la morphologie, s'il y avait des différences notables entre le B. d'Eberth et le B. coli type, on trouvait toute une série de formes intermédiaires entre les deux. Ces types de transition prouvaient que le B. coli, très instable, pouvait se rapprocher, par une série de degrés, du B. d'Eberth et jusqu'au point de s'identifier avec lui. Toutes les conditions qui diminuaient la vitalité du Coli, cha-

(1) RODET et ROUX, Mémoires de la Société de biologie, 1890, p. 9.

leur, substances antiseptiques, vieillissement des cultures, étaient favorables pour le modifier dans le sens du type d'Eberth.

MM. Rodet et Roux concluaient donc que le B. d'Eberth n'était qu'une forme de Coli arrivé à un certain état de dégénérescence ou d'affaiblissement. Il dégénérait, dans l'intimité des organes et en particulier dans la rate, probablement sous l'influence des actes destructeurs de l'organisme. C'était probablement dans le milieu extérieur que le Coli devait acquérir, sous l'influence de causes inconnues, la propriété typhogène; et, dans ces conditions, une eau contaminée par des matières fécales quelconques était apte à engendrer la fièvre typhoïde.

Cette théorie, qui renversait toutes les idées admises jusqu'alors, suscita, d'une part, sur les propriétés pathogènes du B. coli, et, de l'autre, sur la morphologie et les propriétés bio-chimiques des deux bactéries, de nombreux travaux dont l'énumération se trouve dans une importante revue critique de 1893 due à M. Wurtz (1).

Dès ce moment, deux camps se formèrent parmi les bactériologistes. D'un côté, les unicistes, soutenant la doctrine de l'école lyonnaise, et, de l'autre, les dualistes, qui maintenaient la spécificité du B. d'Eberth et le considéraient comme une espèce nettement déterminée et parfaitement distincte du bacille d'Escherich.

(1) WURTZ. Arch. de méd. expérim., t. v, p. 131, 1893.

Ces derniers, qui avaient à leur tête MM. Chantemesse et Widal, pour appuyer leur doctrine cher-
chèrent de nouvelles différences entre les deux bacilles. L'étude du pouvoir fermentatif, l'emploi des
milieux colorés et la réaction de l'indol (Péré, Wurtz,
Gasser, Kitasato) leur permirent en effet de présenter de nouveaux caractères différentiels d'une
grande valeur.

Mais les unicistes estimaient que leur théorie
n'était nullement infirmée par ces nouvelles recherches; et, dans un nouveau mémoire de MM. Rodet
et Roux (1), en 1892, nous voyons que ces auteurs ne
niaient pas les différences manifestes qui existaient
entre les deux bacilles, mais ils les regardaient
comme des différences en plus ou en moins, aucune
d'elles n'étant spécifique. Ils affirmaient seulement
qu'elles étaient de nature à séparer des variétés et
non des espèces véritables. En outre, ils établis-
saient l'identité des effets pathogènes provoqués par
les deux bacilles chez les animaux, et ils montraient
enfin que, dans les eaux suspectes, ils n'avaient jamais trouvé le bacille d'Eberth. Au contraire, le B.
coli s'y rencontrait presque toujours, et, à cause de
la variabilité de ses caractères, il était fort probable
que les bactériologistes qui avaient cru isoler le B.
d'Eberth n'avaient isolé simplement que du Colibacille (2).

MM. Rodet et Roux, en soulevant ces controver-

(1) RODET et ROUX. Arch. de méd. expérim., 1892, p. 317.
(2) RODET. Société de biologie, 22 février 1890, p. 91.

ses, ont eu le mérite incontestable de susciter des
études minutieuses et approfondies sur les deux microbes et, par suite, de les faire mieux connaître. De
ces études, il ressortit clairement que le B. coli, loin
d'être un type unique à caractères constants, correspondait à un groupe de variétés nombreuses différant surtout entre elles par leurs propriétés bio-
chimiques.

Parmi les nombreux travaux publiés sur les diverses variétés de B. coli, nous citerons ceux de
MM. Achard et Renault (1892) [1], Gilbert et Lion
(1893) [2], Fremlin (1894) [3], Miasnikoff (1895) [4].

Du moment où l'on a su différencier d'une façon
plus exacte le B. coli du B. d'Eberth, on s'est aperçu
que la mise en évidence de ce dernier, dans les déjections des typhiques, était beaucoup plus difficile
qu'on ne l'avait cru tout d'abord.

M. Sanarelli (5), après avoir fait l'étude de la fièvre typhoïde expérimentale et partant du fait que
le Bacille typhique était très rare dans l'intestin,
proposa une nouvelle théorie pathogénique de la
fièvre typhoïde. La maladie n'était pas un processus
infectieux d'origine et de localisation intestinale.
Le bacille, localisé dans le système lymphatique, s'y
multipliait et sécrétait une toxine capable de pro-

(1) ACHARD et RENAULT. Société de biologie. 17 déc. 1892, p. 983.
(2) GILBERT et LION. Mémoires de la Société de biologie, 1893, p. 55.
(3) FREMLIN. Archiv für Hygiene, t. XIX, p 205, 1894.
(4) MIASNIKOFF. Vratch, 1895, no 40.
(5) SANARELLI. Annales de l'Inst. Pasteur, t. VI, p. 721, nov. 1892.

duire à elle seule les lésions anatomiques et le syn-
drome de la dothienentérie.

M. Wathelet(1), par de nombreuses recherches,
constatait lui aussi la rareté du bacille d'Eberth dans
les déjections des typhiques. Sur six cents colonies
éberthiformes provenant des selles de douze typhiques, le B. d'Eberth ne fut trouvé que dix fois et
plusieurs malades ne le donnèrent pas une seule
fois. Aussi, se ralliant à l'hypothèse de M. Sanarelli,
il admettait que le microbe envahissait d'abord le
système lymphatique (rate et ganglions mésentériques) et n'était éliminé qu'accidentellement à travers les tuniques de l'intestin dans les déjections.

Des faits expérimentaux lui montraient, en outre, l'antagonisme du Coli et du Bacille typhique
dans les milieux de culture. En ensemençant, en
effet, dans des tubes de bouillon du Coli et du B.
d'Eberth, et celui-ci en quantité beaucoup plus
considérable que le premier, il était impossible, au
bout de quelques jours, de retrouver sur les plaques de gélatine la moindre colonie typhique.

Dans l'eau, la recherche du B. d'Eberth était devenue d'une difficulté plus grande encore. On arrivait à isoler le plus souvent le Colibacille, mais on
ne trouvait plus le Bacille typhique. M. Chantemesse
avait remarqué lui aussi que, dans les milieux de
culture ensemencés à la fois des deux microbes, le
Coli entravait par son développement et l'excrétion

---

(1) Wathelet. Annales de l'Inst. Pasteur, t. IX, p. 852, avril 1895.

de ses produits solubles la germination du bacille d'Eberth.

En 1894, M. Grimbert (1) faisait à ce sujet les expériences suivantes : il ensemençait dans de l'eau stérilisée ordinaire du Coli et du Bacille typhique, ce dernier étant en proportion considérable par rapport à l'autre (dans une expérience, 1ᶜ de culture de B. typhique pour deux gouttes seulement de B. coli), et il lui était impossible, deux ou trois jours après, de retrouver le Bacille typhique sur les plaques de gélatine, soit après un passage en milieu phéniqué d'après le procédé Péré, soit après un simple passage en bouillon ordinaire, soit enfin par l'ensemencement direct de l'eau.

M. Nicolle (2) apportait encore une confirmation à ces résultats. Dans l'eau de certains puits de Constantinople, reconnus d'une façon manifeste comme une source incessante d'infection typhique, il n'avait jamais pu déceler le B. d'Eberth, tandis que du Coli-bacille caractéristique s'y trouvait en abondance.

Après toutes ces expériences, la mise en évidence du Bacille typhique dans les eaux suspectes fut considérée presque comme illusoire, et on s'explique parfaitement le discrédit dans lequel était tombé ce genre de recherches.

Pour les unicistes, ces faits constituaient autant d'arguments sérieux en faveur de leur doctrine ;

(1) GRIMBERT. Société de biologie, 12 mai 1894, p. 399.
(2) NICOLLE. Annales de l'Inst. Pasteur, t. VIII, p. 854, déc. 1894.

ils prouvaient que le Bacille typhique n'existait
pas en dehors de l'organisme. Pour les dualistes, au
contraire, ils ne prouvaient qu'une chose : l'imperfection des méthodes de recherche employées jusqu'alors.

Tel était l'état de la question, en 1896, lorsque
parurent, d'une part le nouveau procédé de M. Elsner (1), et de l'autre la séroréaction (Gruber et
Durham (2), Widal) (3). Le procédé de M. Elsner
devait montrer que si la mise en évidence du bacille
d'Eberth dans les matières fécales ou le milieu extérieur est difficile, elle est du moins possible, et la
séroréaction agglutinante allait constituer le procédé le plus sûr pour différencier le bacille d'Eberth
de certaines races ou variétés très voisines appartenant au groupe du B. coli.

Depuis ce moment, si quelques nouveaux caractères communs aux deux bactéries ont été signalés,
tels que leur action sur les nitrates, des caractères
différentiels en nombre plus grand ont été découverts. Actuellement, bien que dans certains cas le
problème soit devenu d'une extrême difficulté, et
malgré que l'école uniciste ait battu en brèche tous
les nouveaux procédés, même la réaction agglutinante, sa doctrine semble avoir perdu du terrain, et
la dualité spécifique du Bacille typhique et du
Bacterium coli paraît s'affirmer de plus en plus.

(1) ELSNER. Zeitschrift für Hygiene, t. XXI, p. 25, 1896.
(2) GRUBER. Wiener klin. Woch., 18 et 19 mars 1896.
(3) WIDAL. Société médicale des hôpitaux, 26 juin 1896.

CHAPITRE II

I

Caractères physiques du Bacille typhique et du Bacterium coli.

MORPHOLOGIE ET COLORATION.

Le Bacille typhique est essentiellement polymorphe, mais d'une façon générale il se présente sous la forme d'un petit bâtonnet arrondi aux extrémités, d'une longueur de 2 à 4 μ et à peu près quatre à cinq fois plus long que large *(Pl. I, fig. 1)*.

Il se colore assez bien par les diverses couleurs d'aniline en solution hydroalcoolique, mais les préparations traitées par la méthode de Gram ou ses dérivées se décolorent. C'est là un caractère important dont on doit toujours se servir pour le différencier de quelques autres bacilles.

Suivant les milieux d'où on le retire, le bacille coloré peut se présenter sous des aspects très différents. Dans le bouillon il a ordinairement la forme qui vient d'être décrite. Sur gélose et sur pomme de terre, il prend un aspect plus trapu, dû à l'augmentation de son diamètre transversal. Dans les cultures anciennes, en particulier sur gélatine, on peut le voir en filaments allongés et plusieurs fois incurvés (*Pl. I, fig. 2*).

D'autres fois, dans certaines cultures (pomme de terre, gélatine), et principalement sur les lamelles préparées avec le râclage des organes typhiques, il se présente sous forme d'un bâtonnet à espace clair central (*Pl. I, fig. 3*). En Allemagne, cette forme avait été d'abord observée par Eberth, Meyer, Friedlander, qui n'examinaient le bacille que dans les coupes ou le râclage des organes, mais Gaffky, ne l'ayant jamais trouvée dans ses cultures, doutait de sa réalité.

En France, M. Artaud (1), qui l'avait rencontrée chez le bacille extrait de la rate, la considérant comme un caractère spécifique du B. d'Eberth, appela ce dernier bacille en navette. Il est probable que tous ces auteurs ont bien vu le même bacille, mais à des stades différents de son développement.

C'est vers le centre du bacille que se présente le plus souvent l'espace incolore. Les deux extrémités du bâtonnet sont au contraire fortement colorées

(1) Artaud. Thèse de Paris, mai 1885.

et reliées l'une à l'autre par deux lignes latérales entourant l'espace clair central; quelquefois cet espace, occupant la plus grande partie du bâtonnet, réduit les extrémités colorées à de petits croissants dont la concavité est tournée vers le centre.

Certains auteurs ont considéré l'espace clair comme une spore centrale; d'autres, au contraire, ont vu dans les extrémités colorées deux spores terminales. Pour MM. Chantemesse et Widal, l'espace clair n'est pas autre chose qu'une dégénérescence partielle du bacille ne permettant plus au protoplasma de fixer les matières colorantes. Ils l'ont prouvé du reste facilement. En ajoutant quelques gouttes d'acide phénique à 1 p. 20 à la gélatine, ils rendaient le milieu moins favorable au développement du microbe et faisaient naître l'espace clair à volonté, alors qu'ils ne le trouvaient pas sur la gélatine ordinaire ensemencée dans les mêmes conditions.

D'ailleurs, on sait depuis longtemps que la forme en navette est loin d'être spéciale au B. d'Eberth et qu'un grand nombre de microbes la présentent également après coloration.

Enfin, il est encore une dernière forme que nous devons signaler. Chez les bacilles provenant en particulier de cultures sur pomme de terre, après sept à huit jours d'étuve à 37°, on peut voir quelquefois à l'une de leurs extrémités une petite sphère claire, réfringente *(Pl. I, fig. 4)*. Gaffky, qui avait le premier observé et décrit cet aspect, considérait cette sphère comme la véritable spore du Bacille typhique. MM. Chantemesse et Widal, Birch-Hirschfeld, ayant également rencontré cette forme, se rallièrent tout d'abord à l'opinion de Gaffky.

Cette constatation pouvait avoir une grande importance au point de vue de l'étiologie de la fièvre typhoïde, puisqu'elle décelait dans le bacille l'organe de conservation et de résistance aux diverses causes destructives du milieu extérieur.

Mais Büchner (1) renversa l'opinion primitive en montrant que ces sphères réfringentes n'étaient pas des spores, mais qu'elles étaient dues uniquement à des granulations ou concrétions protoplasmiques produites sous l'influence de l'acidité de la pomme de terre. En effet, si on alcalinise les pommes de terre, en les laissant avant stérilisation quelques minutes dans une solution de soude, on n'observe plus sur les bacilles les sphères précédentes.

En outre, Büchner a démontré que les bacilles soi-disant sporulés ne résistaient pas plus à l'action de la chaleur que ceux qui ne l'étaient pas, et même les premiers étaient le plus souvent incapables de donner de nouvelles cultures, alors que les bacilles ordinaires cultivaient encore.

Pfuhl (2), en faisant des expériences analogues, confirma l'opinion de Büchner, qui est généralement admise aujourd'hui. Il est probable, d'après MM. Chantemesse et Widal, que ces productions sont de

(1) Büchner. Centralblatt für Bakt., t. IV, p. 354, 1888.
(2) Pfuhl. Centralblatt für Bakt., t. IV, p. 769, 1888.

même nature que les espaces clairs centraux. On
peut dire actuellement que si la spore typhique
existe, elle nous est encore inconnue.

Tout ce que nous venons de dire sur la morphologie et la coloration du B. d'Eberth s'applique
exactement au B. coli, qui présente un polymorphisme tout aussi varié.

On peut seulement remarquer que, dans les cultures jeunes, les éléments se rapprochent souvent
de la forme de cocco-bacilles *(Pl. I, fig. 5)*. Il est
aussi très fréquent de rencontrer les formes en
navette dans les milieux ayant séjourné seulement
deux ou trois jours à 37°. Dans les vieilles cultures,
ce sont les formes bacillaires plus ou moins longues
qui dominent. Les sphères réfringentes placées à
l'extrémité des bâtonnets peuvent être observées
aussi chez le B. coli et ont la même signification
que celles du B. d'Eberth.

Nous voyons donc que, par le seul examen microscopique des préparations colorées, il est impossible,
d'une façon générale, de différencier le B. typhique
du B. coli.

MOBILITÉ ET FLAGELLA DU B. TYPHIQUE ET DU B. COLI.

Si l'on examine au microscope une goutte de culture en bouillon de B. typhique étendue sous
lamelle sans coloration, on voit que les bacilles
sont doués d'une grande mobilité. Les mouvements

qu'ils présentent ont des caractères particuliers qui ont été très bien décrits par MM. Chantemesse et Widal : « Le B. d'Eberth est non seulement mobile dans le champ du microscope, mais encore il présente un mouvement d'oscillation sur lui-même tout particulier. C'est une secousse de vibration pour les petits bacilles, de reptation pour les formes allongées. »

Cette mobilité tient à ce que le B. typhique est pourvu de cils vibratiles ou flagella qui ont été découverts par Lœffler et que l'on peut mettre en évidence par diverses méthodes de coloration. (Nicolle et Morax, Van Ermengen.)

Ces cils sont ondulés, plus longs que le corps du bacille, généralement au nombre d'une douzaine; ils sont disposés de façon différente suivant les types observés : tantôt ils sont répartis uniformément autour du bâtonnet, tantôt ils occupent seulement les deux extrémités; quelquefois, et c'est le cas le plus rare, ils sont tous groupés à une seule des extrémités *(Pl. I, fig. 6)*.

La présence de ces cils est restée longtemps un des principaux caractères qui servaient à différencier le B. d'Eberth du Colibacille. On croyait, en effet, que ce dernier en était dépourvu. Il est vrai que la mobilité, caractère constant chez le B. d'Eberth, fait quelquefois défaut chez le Coli, puisque plusieurs auteurs ont signalé depuis longtemps des formes immobiles; mais ce ne sont pas les plus nombreuses.

En 1892, Klemensiewicz (1) arriva le premier à
mettre les cils du B. coli en évidence ; il en vit deux
ou trois placés aux extrémités du bacille. L'année
suivante, MM. Nicolle et Morax (2) en découvrirent
un plus grand nombre, cinq à six en moyenne et
exceptionnellement huit à dix. Remy et Sugg (3)
avaient aussi trouvé, en 1892, à peu près le même
nombre.

D'une façon générale, les cils du B. coli sont
moins nombreux que chez le B. typhique *(Pl. I,
fig. 7)* ; ils sont surtout plus fragiles et plus difficiles
à mettre en évidence. C'est la raison pour laquelle
on a ignoré leur existence pendant plusieurs années. Mais le nombre et la nature des flagella constituent un caractère différentiel très contingent et
d'une application pratique difficile.

Déjà, en 1893, Enrico Ferrati (4), qui avait observé des cils nombreux et ondulés, concluait que
la mobilité et l'existence de ces cils ne donnaient pas
une différence suffisante entre le B. d'Eberth et le
B. coli.

Il résulte des expériences de M. Ferrier (5) sur
les variations morphologiques des cils vibratiles
chez quelques bactéries mobiles que, si l'on veut

(1) Klemensiewicz. Soc de méd. de Styrie, févr. 1892 (in Bulletin médical,
9 mars 1892, p. 237).

(2) Nicolle et Morax. Annales de l'Inst. Pasteur, t. vii, p 554, juillet 1893.

(3) Remy et Sugg. Trav. du lab. d'hyg. et de bact. de l'Université de Gand,
1893.

(4) Enrico Ferrati. Archiv für Hygiene, t. xvi, 1893.

(5) Ferrier. Arch. de méd. expérim., t. vii, p. 53, 1895.

se servir du caractère des flagella pour le diagnostic différentiel, certaines précautions sont indispen-
sables. On ne doit examiner que des cultures placées dans les conditions habituelles de température
(37°), et on ne doit tenir compte que des bacilles les
plus différenciés par le nombre des cils. Puisque,
sur une même préparation, on peut observer tous
les degrés de transition possible quant au nombre
des flagella, on ne devra comparer que les individus
les plus ciliés.

Ces conditions paraissent en effet indispensa-
bles si l'on veut conserver à ce caractère morphologique une certaine valeur.

Au point de vue de la mobilité, nous avons examiné comparativement nos divers échantillons de
B. coli et de B. d'Eberth, et nous n'avons pas pu
saisir de différence bien sensible entre eux.

II

Caractères des cultures du Bacille typhique et du Bacterium coli dans les divers milieux.

Aérobiose et Anaérobiose.

Nous ne parlerons ici que des cultures aérobies;
mais le B. d'Eberth et le B. coli sont tous les deux

des anaérobies facultatifs : ils poussent aussi bien
dans le vide qu'en présence de l'air. Il n'y a donc,
à ce point de vue, aucune différence fonctionnelle
entre les deux microbes.

TEMPÉRATURE DES CULTURES.

Le développement du B. d'Eberth et du B. coli
peut très bien s'opérer à la température de 15 à 18°,
mais la température optimum est comprise entre
35 et 38°. La température maxima, d'après Rodet,
est entre 45 et 45°5 pour le B. d'Eberth, et elle est
de 46° pour le B. coli. Cet auteur a proposé, sur
l'emploi des températures élevées voisines des
maxima, un procédé de détermination des espèces
microbiennes et spécialement du B. typhique; mais
ce procédé ne peut pas servir à séparer le B. d'E-
berth du B. coli (1).

CULTURES EN BOUILLON.

Dans le bouillon, à l'étuve à 37°, le Bacille typhique pousse avec une grande rapidité. En vingt-quatre heures et parfois moins, le liquide est complètement troublé. En agitant le tube et en le regardant
par transparence, on aperçoit des reflets moirés.
Abandonné à cette température pendant un certain

(1) RODET. Soc. de biologie, 20 juin 1889, p. 465.

temps, le bouillon laisse déposer au fond des tubes un précipité léger, blanchâtre, quelquefois floconneux. Au bout de quelques semaines, le liquide perd son aspect louche et prend une coloration rouge foncé.

La culture en bouillon du Colibacille présente à peu près les mêmes caractères. Le développement est peut-être encore plus rapide : à 37° le trouble peut déjà être très apparent au bout de six à huit heures. Plus tard se forme un dépôt floconneux plus ou moins abondant au fond du vase ; en même temps, on voit souvent à la surface du liquide un voile très fragile d'un blanc grisâtre. Quelquefois, cette pellicule n'existe que dans les parties voisines des parois du verre. Le bouillon, avant de s'éclaircir, peut rester trouble pendant plusieurs semaines.

Le B. d'Eberth présente quelquefois aussi ce voile à la surface du bouillon ; et le B. coli, à une température élevée, 44° par exemple, cesse de l'avoir (1).

Sur douze échantillons de Coli, nous en avons trouvé quatre qui ne présentaient pas cette pellicule. Ce caractère est donc inconstant, et en peut considérer les deux cultures comme tout à fait semblables.

Le B. coli présente cependant une particularité, qui d'ailleurs n'est pas spéciale à la culture en bouillon : c'est l'odeur dégagée par celle-ci. Cette odeur forte et fétide rappelle, pour les uns, celle

---

(1) Roux et Roux. Mémoires de la Société de biologie, 1890, p. 9.

des matières fécales, et pour d'autres se rapproche·
rait plutôt de l'odeur urineuse.

CULTURES SUR GÉLATINE.

En piqûre dans un tube de gélatine à 22°, à partir
du deuxième jour, le B. typhique donne le long du
trait de petites colonies lenticulaires, d'un blanc
jaunâtre, accolées les unes aux autres ou séparées
vers le fond de la piqûre. A la surface se forme une
pellicule mince, transparente, s'étendant vers les
parois du tube sans les atteindre. D'autres fois, c'est
une colonie épaisse, opaque, hémisphérique, qui
reste localisée aux environs de la piqûre.

Le B. coli, ensemencé dans les mêmes conditions,
donne au bout de vingt-quatre heures, le long de la
piqûre, une traînée gris jaunâtre ou blanche, sur les
bords de laquelle on distingue déjà de petites colonies
sphériques blanches et bleues par transparence. Le
trait de la piqûre prend alors un aspect dentelé. En
vieillissant, les colonies grossissent et deviennent
plus opaques.

A la surface libre se forme un enduit d'un gris
sale, crémeux et épais, à contours festonnés, qui
s'étend plus qu'avec le B. typhique ; il ne tarde pas
à gagner les parois du tube et peut couvrir toute la
surface libre de la gélatine.

Sur gélatine en strie, la culture du B. d'Eberth se
présente tantôt sous forme d'une couche mince,

presque transparente, à reflets nacrés et bleuâtres, à bords sinueux, ne s'étendant que peu de chaque côté de la strie d'inoculation, tantôt, au contraire, sous forme d'une couche épaisse et d'un blanc sale.

Le Colibacille semé en strie donne, en deux jours à 22°, une couche bleue par transparence, à contours festonnés et dentelés. En vieillissant, cet enduit s'épaissit, prend une teinte blanc jaunâtre, devient opaque, luisant par réflexion et ne tarde pas à envahir toute la surface de la gélatine.

Le B. coli semble donc avoir sur la gélatine un développement plus exubérant que le B. d'Eberth; mais ce n'est là qu'une différence de peu de valeur. Si elle existe pour le B. coli type, il n'en est pas de même pour certaines variétés, qui se conduisent comme le B. typhique. Il en est d'ailleurs ainsi sur presque tous les milieux.

Les cultures du B. typhique sur plaques de gélatine ont été considérées tout d'abord, par MM. Chantemesse et Widal, comme caractéristiques; mais l'aspect, qu'ils ont très bien décrit, est loin d'être constant.

Dans les cas typiques, les colonies se présentent, de vingt-quatre à quarante-huit heures à la température de 22°, sous forme de petits disques arrondis, de la grosseur d'une tête d'épingle, transparents, nacrés, d'une teinte blanchâtre, à bords nets. Les colonies qui se trouvent dans la profondeur de la gélatine conservent ces caractères; elles grossissent peu et gardent leur forme ronde ou ovalaire.

Celles qui se trouvent à la surface changent bientôt d'aspect. « Au bout de cinq à six jours, elles ont atteint la dimension d'une lentille ; leur contour est devenu irrégulier, découpé comme les côtes d'une île, plus mince en général que leur centre, et leur surface est devenue granuleuse. Examinées à un faible grossissement, elles paraissent parcourues, dans toute leur étendue, par des sillons plus ou moins marqués, parfois disposés d'une façon rectiligne, comme les nervures d'une feuille. Souvent leur surface est plus tourmentée encore, et toute la colonie semble formée de circonvolutions d'intestin grêle enroulées sur elles-mêmes. La combinaison de ces deux aspects, jointe à la coloration brillante de l'ensemble, donne quelquefois à la colonie l'aspect d'une montagne de glace. » (Ch. et W.)

Parmi les diverses colonies typhiques que nous avons observées sur les plaques de gélatine, nous en avons trouvé quelques-unes claires et brillantes, rappelant assez bien l'aspect en glacier. Une de ces colonies, représentée à côté d'une colonie opaque de B. coli *(Pl. II, fig. 9)*, peut donner une idée des différences les plus tranchées qui existent sur plaques de gélatine entre les deux espèces. Mais, à côté de ces formes, il y a des colonies plus épaisses, opaques, à bords moins sinueux ; elles n'ont rien de caractéristique, et il est impossible, par le simple examen, de les rattacher à l'un ou l'autre microbe.

Sur les plaques de gélatine, les colonies de B. coli apparaissent facilement au bout de vingt-quatre heures. Ces colonies sont de deux sortes, les unes profondes, les autres superficielles. Les colonies développées dans la profondeur sont très semblables les unes aux autres. Elles se présentent sous forme de petits grains arrondis, opaques, jaunâtres ; la partie périphérique paraît quelquefois plus foncée que le centre.

Les colonies superficielles présentent deux variétés, les unes transparentes, les autres opaques.

Les premières apparaissent comme de petits disques à contours irréguliers, bleuâtres par transparence. Leur centre ou une autre partie présente presque toujours un soulèvement en forme d'ombilic. Cela tient, d'après l'explication de M. Wurtz, à leur mode de développement ; la colonie s'étant d'abord accrue en hauteur, s'étale ensuite.

Ces colonies peuvent même revêtir la forme reconnue typique pour le B. d'Eberth. C'est à ces colonies que MM Wurtz et Hermann (1) ont donné le nom de typhimorphes. Elles rappellent de tous points les colonies du B. d'Eberth ; elles présentent la même transparence bleutée, sont fortement réfringentes. A un faible grossissement, elles montrent autour d'un centre légèrement jaunâtre une zone périphérique claire, à reflets irisés, à bords irréguliers ; parcourues en divers sens par des sillons plus ou moins profonds, elles ont l'aspect de montagnes de glace. Elles présentent, en un mot,

---

(1) Wurtz et Hermann. Arch. de méd. expérim., t. III, p. 731, 1891.

tous les caractères des colonies typhiques, mais elles atteignent, au bout de quelques jours, des dimensions plus grandes que ces dernières.

Ces colonies typhimorphes sont assez rares : MM. Wurtz et Hermann, sur une cinquantaine de plaques ensemencées de dix-sept échantillons différents de matières fécales, ne les ont rencontrées que sur trois plaques, et deux de ces plaques ne contenaient qu'un seul échantillon de ce type. D'ailleurs, l'aspect typhimorphe n'est pas persistant et peut disparaître au premier réensemencement.

La deuxième variété de colonies superficielles est la variété opaque de Laruelle. Elles sont opaques, luisantes, blanchâtres, à centre plus épais et d'une teinte plus foncée que la périphérie ; entre le centre et les bords on peut remarquer quelquefois une zone claire : alors les colonies ressemblent à une cocarde, suivant la comparaison de M. Wurtz. Certaines colonies, grandissant exclusivement en largeur, forment une couche d'épaisseur uniforme et ne présentent pas de partie centrale foncée *(Pl. II, fig. 10)*.

Mais il n'y a rien de constant dans ces caractères morphologiques, puisque la variété opaque peut se transformer en variété transparente. M. Laruelle a observé qu'une colonie, d'abord opaque, peut s'étaler ensuite en présentant l'aspect de la forme transparente, de telle sorte que l'on peut remarquer les deux aspects sur une seule colonie. De plus, il a constaté que la variété opaque, cultivée dans le lait, donnait toujours, par un nouvel ensemencement sur gélatine, la variété transparente. Ce même fait se produisait aussi par le passage chez les animaux. Chaque fois qu'il inoculait la forme opaque, il retrouvait, dans les cultures faites avec l'exsudat péritonéal, la forme transparente à l'état de pureté (1).

Les dessins qu'on observe à la surface des diverses colonies sont des plus variables : « Ce sont, ou bien des lignes radiales partant du centre, ou bien des lignes sinueuses se mêlant dans tous les sens, ou bien des étoiles ou des anneaux concentriques. Il arrive enfin que la surface est couverte d'un fin granulé homogène. »

Ce polymorphisme avait frappé Escherich, et, bien qu'il ait maintenu l'unité du B. coli à cause de la transformation des variétés les unes dans les autres, il avait soupçonné que la bactériologie arriverait un jour à reconnaître des espèces distinctes formées par ce bacille.

Les cultures sur gélatine sont donc tout à fait insuffisantes pour différencier le B. typhique du B. coli.

CULTURES SUR GÉLOSE ET SUR SÉRUM.

Sur gélose à 37° la végétation du B. typhique est rapide et très abondante. Les cultures apparaissent

---

(1) LARUELLE. La Cellule, t. v, p. 116, 1889.

au bout de douze à vingt-quatre heures ; elles ne présentent aucune particularité remarquable.

Par inoculation en strie sur gélose, on obtient un enduit blanc, parfois un peu nacré, bleuté par transparence, homogène, assez épais, d'aspect crémeux et à bords irréguliers. Sur plaques de gélose on voit, le long des stries, un enduit blanc bleuté, saillant, renflé aux extrémités de la strie, et les bords du trait sont festonnés. Si on a fait l'ensemencement au moyen d'une dilution suffisante, on voit les colonies distinctes, arrondies, blanchâtres, bleutées par transparence.

Sur ce milieu, les cultures du B. coli présentent à peu près les mêmes caractères. L'envahissement de la gélose est très rapide, les plaques sont presque entièrement recouvertes par un enduit blanc au bout de quelques jours. Les colonies isolées sont le plus souvent arrondies et prennent un grand développement.

Les cultures des deux bacilles sur serum coagulé présentent à peu près les mêmes caractères que sur gélose : il se forme, le long de la strie, une bande blanche à reflets un peu bleuâtres, s'étendant peu de chaque côté.

CULTURES SUR GÉLATINE TOURAILLON.

La gélatine touraillon constituerait, d'après Malvoz, un bon milieu pour différencier les deux microbes. Le Bacille typhique s'y développe d'une façon peu intense et pas plus si le milieu est alcalin que s'il est acide. Le B. coli, au contraire, présente un développement des plus exubérants. Il pousse sous forme d'un enduit blanchâtre, crémeux, épais, plus ou moins étalé et à bords sinueux.

Cultures sur Pomme de terre.

Les cultures sur pomme de terre ont été considérées, pendant quelque temps, comme tout à fait caractéristiques et comme un des meilleurs moyens de différenciation. Mais ce caractère, comme nous allons le voir, est tout aussi inconstant que les autres.

La culture du B. d'Eberth dans les cas types n'est pas apparente au bout de un à deux jours. Ce n'est qu'en examinant la tranche de pomme de terre sous un certain angle d'incidence que l'on aperçoit une traînée humide, brillante, comme vernissée, quelquefois avec de légères boursoufflures rappelant assez bien la surface de certains gâteaux (Ch. et W.). Mais souvent, au bout de quelques jours, la culture devient nettement visible et se présente sous forme d'une couche brunâtre, plus ou moins épaisse, se rapprochant tout à fait de la culture ordinaire du B. coli.

M. Vaillard pense que ces colonies colorées sont issues d'un B. typhique dont la vitalité est amoindric, qu'il provienne de cultures anciennes ou de typhiques dont la maladie a été longue, et Büchner (1) prétend que, pour obtenir cette forme de culture, il suffit de rendre les pommes de terre alcalines par un trempage dans une eau additionnée d'un peu de carbonate de soude.

Le B. coli se développe d'ordinaire abondamment sur pomme de terre. Au bout de vingt-quatre heures, la culture est déjà épaisse; elle se présente sous forme d'un enduit visqueux et luisant; la coloration, au début, est d'un jaune clair, puis, au bout d'un certain temps, elle se fonce, devient purée de pois et quelquefois, finalement, brun chocolat (Pl. II, fig. 19).

Dans certains cas, au contraire, le B. coli donne un enduit à peine apparent, incolore, humide, quelquefois vernissé, rappelant l'aspect de la culture typhique.

D'après M. Péré (2), ces différences tiendraient à l'âge et à la variété de la pomme de terre. La matière albuminoïde se transformant, dans le tubercule, suivant les besoins de la plante, ce tubercule n'est pas toujours identique à lui-même. Sur les pommes de terre nouvelles, surtout avec la variété dite de Hollande, le Colibacille donnerait la culture incolore, à peine visible; sur le tubercule avorté, une culture rapide et très épaisse, d'un brun verdâtre; sur la pomme de terre ordinaire, la culture al-

(1) Büchner. Centralb. für Bakt., t. IV, p. 356, 1888.
(2) Péré. Annales de l'Inst. Pasteur, t. VI, p. 512, juillet 1892.

4

lant, suivant l'âge, de la teinte jaunâtre à la teinte brun chocolat.

Sur douze échantillons de Coli, nous en avons trouvé deux qui n'ont pas présenté de culture apparente, absolument comme nos échantillons de B. d'Eberth, et deux ont montré un enduit très léger et peu coloré servant, en quelque sorte, d'intermédiaire entre les échantillons types des deux microbes.

Ainsi donc, il ne faut accorder qu'une valeur relative aux caractères des cultures sur pomme de terre, qui sont des signes contingents, comme beaucoup d'autres.

CULTURES SUR ARTICHAUT.

M. Roger a indiqué, l'année dernière, que l'artichaut pouvait servir de milieu de culture pour certains microbes et que, de plus, il pouvait être utilisé pour le diagnostic bactériologique (1).

Voici comment doit être préparé ce milieu :

Après avoir enlevé les bractées de l'artichaut, on coupe le réceptacle en petits cubes, en ayant soin de conserver le foin qui le surmonte. On introduit les morceaux dans des tubes dont l'extrémité fermée est garnie avec de l'ouate humide. On place naturellement le foin en haut, de telle sorte que le milieu de culture est représenté par une masse charnue sur-

(1) ROGER. Société de biologie, 16 juillet 1898, p. 769.

montée d'une sorte d'aigrette. Puis, après avoir bouché avec
de l'ouate, on chauffe à 115° à l'autoclave pendant un quart
d'heure.

Quand on fait l'ensemencement, il faut avoir soin de déposer les germes au point où se fait l'insertion des fleurs.

On peut diviser en deux groupes les microbes qui
poussent sur l'artichaut. Avec les uns, le milieu
conserve sa coloration normale ; avec les autres, il
prend une coloration verte qui, dans certains cas,
peut devenir très foncée. Cette coloration met à se
produire un temps plus ou moins long, variable
avec les espèces. Dans le premier groupe, M. Roger
a trouvé le Staphylocoque doré et le Bacille typhique ; dans le deuxième, le Bacterium coli, le Bacillus subtilis, le Bacillus anthracis et le Bacillus
prodigiosus.

Le pouvoir chromogène du B. coli sur artichaut
est un nouveau caractère différentiel à ajouter à
ceux qui existent entre ce bacille et le B. d'Eberth.
La culture du B. typhique sur artichaut n'est pas
apparente et aucune coloration ne se produit, quelle
que soit l'ancienneté de la culture.

Avec le Colibacille, au contraire, au bout de vingt-
quatre heures on voit apparaître un pigment vert
qui occupe les fleurs, ou bien, s'écoulant au fond du
tube, il imbibe l'ouate qui s'y trouve et celle-ci prend
la coloration verte, même avant que la culture soit
apparente. Les jours suivants, la coloration gagne
toute la tranche d'artichaut et la partie charnue
prend une teinte foncée d'un vert noirâtre.

M. Roger pense qu'une matière chromogène qui
préexiste dans l'artichaut devient verte sous l'influence d'une substance produite par les bactéries.
Quoi qu'il en soit, cette coloration verte est liée à
un phénomène d'oxydation, car elle ne se produit
pas en l'absence d'oxygène. C'est ce qui explique
qu'avant d'apparaître sur le réceptacle elle apparaît
au niveau des fleurs, qui sont plus aérées.

M. G. Roux (1), qui a expérimenté l'artichaut
préparé de la façon précédente, a constaté que si le
B. d'Eberth ne modifiait pas la coloration du milieu,
la pigmentation verte produite par le Colibacille n'é-
tait pas constante et ne se manifestait que d'une
façon très irrégulière pour une même variété. Il a
vu, en effet, qu'un échantillon de B. coli, après
avoir donné une très belle couleur verte sur une
tranche d'artichaut, ne produisait plus de pigment
sur de nouvelles tranches. Avec le cardon, plante
voisine de l'artichaut et employée dans les mêmes
conditions, il a obtenu des résultats analogues,
mais encore plus inconstants.

Pour éviter cette irrégularité dans la production
du pigment, M. G. Roux a eu l'idée de faire, avec des
décoctions de ces deux plantes, de la gélatine artichaut et de la gélatine cardon, sans adjonction
d'aucune substance étrangère. Il a obtenu ainsi des
gélatines transparentes à peine teintées et à réaction
très légèrement acide.

(1) G. Roux. Lyon médical, 18 décembre 1898, p. 517.

Sur ces milieux, les résultats ont été toujours identiques. Le B. d'Eberth n'a donné, sur l'un et l'autre milieu, qu'une culture pauvre, quoique bien apparente, et n'a jamais produit de pigment.

Sur gélatine artichaut, tous les échantillons de B. coli ensemencés ont donné sans exception une culture très hâtive, plus intense que sur gélatine peptone, et ils ont tous produit un pigment vert émeraude apparaissant d'ordinaire au bout du troisième ou du quatrième jour. Après avoir débuté vers les parties les plus rapprochées de l'ouverture du tube, ce pigment ne tardait pas à envahir, en se fonçant quelque peu, toute l'épaisseur de la gélatine. Sur gélatine cardon, les choses se passent d'une façon à peu près analogue ; mais le pigment, au lieu d'être vert, est jaune ambré au début et passe plus tard au jaune brun foncé.

Un paracolibacille isolé de l'eau d'un puits et ensemencé sur gélatine artichaut s'est comporté, au début, sur ce milieu, comme le B. d'Eberth ; mais, au bout d'un temps assez long, il a produit un pigment qui a envahi toute l'épaisseur de la gélatine, mais d'une teinte plus claire qu'avec les coli normaux.

M. G. Roux (1), d'après les expériences qu'il vient de faire, attribue la pigmentation verte à l'action d'une oxydase sécrétée par le B. coli.

Nous avons préparé des tranches d'artichaut, d'après les indications de M. Roger, en les plaçant

(1) G. Roux. Académie des sciences, C. R., t. 127, p. 693, 13 mars 1899.

tout simplement dans les tubes qui servent aux cultures sur pommes de terre. L'ensemencement, fait à la base des fleurs, nous a donné, au bout d'un temps très court, avec la plus grande partie de nos échantillons de B. coli, les résultats signalés par l'auteur. Une coloration vert clair apparaît d'abord dans les fleurs; elle débute quelquefois tout à fait au sommet, puis, le lendemain, elle gagne toute la tranche d'artichaut. Toutes les faces, aussi bien celles qui ne portent pas la culture que celle qui la présente, prennent alors, avec les fleurs, une teinte d'un vert très foncé. La culture envahit, dans certains cas, la face où l'on a posé la semence et prend elle-même la coloration verte ; d'autres fois elle reste localisée à la base des fleurs, sous forme d'une bande plus ou moins large, et elle présente à peu près le même aspect que la culture ordinaire sur pomme de terre *(Pl. II, fig. 20).*

Tous les colibacilles normaux nous ont donné la pigmentation ; quant aux types anormaux (para-colibacilles), certains se conduisent absolument comme le B. d'Eberth, ils ne la présentent pas ; chez d'autres elle n'apparaît que tardivement. Enfin, avec un échantillon (V) l'artichaut a pris une teinte brune, mais la coloration n'était pas assez nette pour qu'on puisse y reconnaître une pigmentation verte.

Nous avons réuni, dans le tableau suivant, les résultats obtenus avec nos divers échantillons, et nous avons aussi placé à côté les résultats obtenus sur pomme de terre, ce qui permet de comparer la valeur des deux milieux.

(Pour la pomme de terre, le signe + indique une culture apparente; le signe — une culture non apparente, et pour l'artichaut + indique la pigmentation verte et — son absence; les chiffres indiquent, en outre, au bout de combien de temps la pigmentation s'est montrée dans l'aigrette.)

Échantillons.	Culture sur artichaut.	Culture sur pomme de terre.
B. coli I............	+ 12 heures	—
— II..........	+ 24 h.	+
— III.........	+ 6 jours	+
— IV.........	— 15 j.	—
— V..........	— 15 j.	—
— VI.........	— 15 j.	+
— VII........	+ 12 heures	+
— VIII......	+ 12 h.	+
— IX.........	+ 12 h.	+
— X..........	+ 12 h.	+
— XI.........	+ 12 h.	—
— XII........	+ 36 h.	+
— XIII.......	— 15 jours	—
B. typhique I.....	— 15 j.	—
— II.....	— 15 j.	—
— III....	— 15 j.	—

Nous avons aussi préparé de la gélatine artichaut en ajoutant à une décoction de capitule 10 pour 100 de gélatine. Sur ce milieu, le B. coli a poussé au bout de trente-six à quarante-huit heures et le B. typhique un peu plus tardivement. Mais aucun échantillon de B. coli ayant coloré l'artichaut ne nous a donné la moindre trace de pigmentation verte, même au bout de quinze jours d'étuve à 22°.

Pour activer le développement des cultures nous avons ajouté à d'autres tubes de gélatine artichaut de la peptone à 1 pour 100 ; nous n'avons pas obtenu de meilleurs résultats au point de vue de la pigmentation. Il en a été de même avec de la gélose artichaut préparée dans les mêmes conditions.

Ces résultats, qui sont tout à fait opposés à ceux obtenus par M. G. Roux, n'ont pas été sans nous surprendre. Tiennent-ils à la préparation du milieu ou à ce que le phénomène est inconstant ? Nous ne savons pas pour le moment en donner la raison.

En somme, le caractère des cultures sur artichaut paraît avoir une importance plus grande que celui des cultures sur pomme de terre, puisque le B. typhique n'a jamais donné, au moins jusqu'à présent, de pigmentation verte. Il apporte un appoint de plus pour établir la séparation des deux bacilles. Mais ce n'est que réuni à d'autres propriétés physiques ou bio-chimiques qu'il pourra avoir une certaine valeur. Il faut bien remarquer que la production de la coloration verte n'est pas spéciale au Colibacille et que certains paracolibacilles ne la présentent pas.

CULTURES DANS LES LIQUEURS MINÉRALES.

Les liqueurs minérales, milieux de culture composés de substances chimiques parfaitement définies et mélangées dans des proportions déterminées, ont été aussi employées comme méthode de différenciation du B. typhique et du B. coli.

D'après quelques auteurs, en effet, le premier ne pousse pas dans certains de ces milieux, tandis que le second y présente, au contraire, un développement abondant.

Dans le liquide de Naegeli, avec tartrate d'ammoniaque, le B. d'Eberth ne se développe pas, tandis que le B. d'Escherich présente une pullulation très marquée. Il en est de même si l'on remplace le tartrate d'ammoniaque par du chlorhydrate, du sulfate ou du phosphate d'ammoniaque, ou encore par des nitrates de potassium ou de sodium avec adjonction de glucose.

Dans les liqueurs renfermant certains corps amidés, tels que l'asparagine, l'urée et la leucine, une multiplication abondante se produirait également pour les deux bactéries (1).

D'après M. Péré (2) les différences ne sont pas aussi tranchées entre les deux bactéries; le développement du B. d'Eberth est seulement plus lent et plus faible que celui du B. coli, mais il existe.

Ces milieux ne peuvent donc servir qu'à donner des caractères différentiels d'une valeur très relative.

(1) Van Ermengem et Van Laer, Remy et Sugg. Trav. du lab. d'hyg. et de bact. de l'Un. de Gand, 1892 et 1893.

(2) Péré. Annales de l'Inst. Pasteur, 1892, p. 512

CULTURES DU BACILLE TYPHIQUE ET DU COLIBACILLE DANS LES MILIEUX COLORÉS.

Dès 1887, quelques bactériologistes eurent l'idée de cultiver les microbes dans des milieux nutritifs additionnés de diverses matières colorantes, et ils virent que certains d'entre eux s'y développaient parfaitement et amenaient des modifications de couleur dans ces milieux.

Spina (1), ajoutant à divers milieux nutritifs quelques gouttes d'une solution concentrée de sulfo-indigotate de soude ou de bleu de méthylène, les vit se décolorer quand on y cultive certaines bactéries.

D'Abundo (2), examinant comment se comportait le B. typhique dans les milieux colorés, vit que dans l'eau distillée stérile, colorée au bleu de méthylène, il se développait abondamment. Les bacilles étaient colorés, mais le milieu n'avait pas perdu sa coloration. Dans de l'eau distillée, colorée par la fuchsine, le violet de méthyle et le brun de Bismarck, les bacilles prenaient la couleur, mais leur développement était plus faible et, au bout de quelques jours, le liquide manifestait une décoloration prononcée. L'auteur constata également que le B. d'Eberth, cultivé en bouillon peptonisé, sur gélatine, gélose et pomme de terre, se colorait généralement par

(1) SPINA. Centralblatt für Bakt., t. II, p. 71.
(2) D'ABUNDO. Riforma medica, décembre 1887.

l'addition des matières colorantes précédentes et se comportait différemment suivant la matière employée.

Birch-Hirschfeld (1) cultiva également du B. ty-phique dans du bouillon coloré et vit que cette bac-térie prenait la couleur du milieu.

Mais aucun de ces auteurs n'avait eu l'idée d'ap-pliquer ces études à la détermination des espèces : c'est Nœggerath (2), le premier, qui imagina de mélanger à la gélatine une solution colorante assez compliquée qui, d'après les modifications de cou-leur qu'elle présenterait sous l'influence de diverses espèces microbiennes, pourrait servir à les diffé-rencier.

Voici la composition du mélange de Nœggerath :

Solution aqueuse saturée de bleu de méthylène.	2cc
Violet de gentiane......................	4
Violet de méthyle......................	1
Chrysoïdine...........................	4
Fuchsine..............................	3
Eau distillée..........................	200

Le liquide obtenu, d'une teinte brunâtre, était ajouté à la gélatine peptonisée dans la proportion de sept à dix gouttes pour 10cc de gélatine, qu'on étendait en plaques et qu'on ensemençait en stries. On obtenait, dans le milieu, des changements de couleur variables suivant l'espèce ensemencée.

(1) BIRCH-HIRSCHFELD. Archiv für Hyg., p. 341, 1888.
(2) NŒGGERATH. Fortschritte der Medicin, t. VI, p. 1, 1888.

MM. Grancher et Deschamps (1), qui ont expérimenté le procédé, ont vu que les stries du B. typhique prenaient une coloration violette et qu'au bout d'une quinzaine de jours le milieu était complètement décoloré. Ils ont ainsi différencié du B. typhique un microbe très voisin, qui prenait une teinte gris rosé sur le milieu coloré.

Max Holz (2) reprit cette étude et obtint des résultats positifs, mais le B. typhique était coloré en bleu et non en violet. Il remarqua, en outre, que les colorations obtenues présentaient des différences sensibles, suivant que le mélange coloré était vieux ou récent, et suivant que le milieu nutritif était acide, neutre ou alcalin.

M. Gasser (3), n'ayant obtenu que des résultats inconstants et le plus souvent infructueux avec le procédé de Nœggerath, eut l'idée d'essayer à part chacune des matières colorantes entrant dans la composition du mélange. Il n'obtint de bons résultats qu'avec la fuchsine.

Dans les boîtes de Petri, il répandait, après stérilisation du mélange, de la gélose additionnée d'une vingtaine de gouttes de solution aqueuse saturée de fuchsine; il ensemençait en stries et portait à l'étuve à 37°. Parmi les nombreuses espèces microbiennes ensemencées sur ces plaques de gélose

(1) GRANCHER et DESCHAMPS. Arch. de méd. exp., t. I, p. 40, 1889.
(2) MAX HOLZ Zeitschrift für Hygiene, t. VIII, p. 113, 1889.
(3) GASSER Soc. de biol., 19 juillet 1890, p. 463, et Arch. de méd. exp., t. II, p. 750, 1890.

fuchsinée, M. Gasser n'a observé de décoloration du milieu qu'avec deux microbes seulement, le B. coli et le B. typhique.

Les plaques ensemencées de ces deux bacilles montraient un abondant développement, et dès la vingt-quatrième ou la trente-sixième heure un commencement de décoloration autour des stries, qui allait en croissant, avec le temps, jusqu'à la décoloration totale du milieu, à l'exception des stries, qui restaient toujours colorées en rouge. En outre, le mode de développement de ces deux espèces présentait certaines particularités permettant de les différencier. Avec le Coli, la décoloration totale du milieu était produite dès le deuxième ou le troisième jour, tandis qu'avec le B. typhique elle n'avait lieu qu'au bout de six à huit jours. De plus, tandis que la culture du B. coli dépassait très peu ou pas du tout la strie d'ensemencement et que ses bords étaient presque rectilignes, le développement du B. typhique se faisait d'une manière très régulière en diffusant autour du trait d'inoculation. On avait une bande colorée plus ou moins large, à bords découpés et très sinueux. Le phénomène de la décoloration était beaucoup moins net en tube de gélose inclinée ou autour des colonies isolées sur les plaques que par la méthode précédente.

L'année suivante, M. Wurtz (1) imagina le procédé des cultures en milieux lactosés et colorés à la tein-

(1) WURTZ. Soc. de biologie, 12 décembre 1891, p. 828.

ture de tournesol, et, depuis la publication de cette méthode, les procédés précédents n'ont plus guère été employés. Mais ce procédé, se rattachant à l'étude du pouvoir fermentatif des sucres, nous l'étudierons, dans le chapitre suivant, avec ceux qui ont été publiés dans ces dernières années et qui sont tous basés sur le principe de la fermentation de la lactose par le Bacterium coli.

CHAPITRE III

Propriétés bio-chimiques du Bacille typhique et du Bacterium coli.

I. — FERMENTATION DES SUCRES, GLUCOSE, SACCHAROSE ET LACTOSE.

La question du pouvoir fermentatif des sucres par le B. coli et le B. d'Eberth est une question des plus complexes, si l'on en juge par le nombre des auteurs qui se sont occupés de cette propriété et par les divergences d'opinions émises par eux à ce sujet.

Escherich (1) avait déjà signalé, en 1885, la fermentation provoquée par le B. coli dans les matières sucrées et la production d'acides qui en est la

---

(1) ESCHERICH. Fortschritte der Medicin, t. III, p. 515, 1885.

conséquence. Cette propriété chimique est une des plus employées pour caractériser le B. coli et le différencier en même temps du B. typhique.

MM. Chantemesse, Perdrix et Widal (1) ont indiqué, en 1891, qu'il suffisait d'ensemencer séparément du B. coli et du B. typhique dans des bouillons sucrés avec une proportion de 2 pour 100 de lactose, de glucose ou de saccharose, additionnés d'un peu de carbonate de chaux, pour voir, après quelques heures passées à l'étuve à 37°, le B. coli donner une abondante production de bulles de gaz venant crever à la surface du liquide, tandis que, dans les mêmes conditions, le B. typhique ne produit pas de bulles gazeuses visibles à l'œil nu.

Ces auteurs considéraient qu'ils avaient trouvé un procédé de diagnostic facile et rapide, permettant de différencier en quelques heures les deux bactéries. Mais, comme nous allons le voir, les résultats obtenus exposeraient à des erreurs si l'on s'adressait indifféremment à l'un des trois sucres cités plus haut. En effet, d'après les recherches de M. Dubief (2), le B. typhique fait fermenter le glucose avec production d'une infinité de petites bulles gazeuses qui viennent crever sans fracas à la surface du liquide. La fermentation est tranquille, mais n'en est pas moins fort active. MM. Chantemesse et Widal ont d'ailleurs reconnu, plus tard, que si on

(1) CHANTEMESSE, PERDRIX et WIDAL. Bulletin de l'Acad. de méd., 13 octobre 1891, et Soc. de biol., 7 nov. 1891, p. 717.
(2) DUBIEF. Soc. de biologie, 17 oct. 1891, p. 675.

laissait longtemps le B. d'Eberth en contact avec le glucose ou le saccharose, la fermentation se produisait sans présenter un grand dégagement de bulles.

M. Dubief a recherché si le résultat de la fermentation était identique avec les deux bacilles. Il a trouvé dans les deux cas les mêmes produits de fermentation : acide carbonique et hydrogène, alcool, acides acétique, butyrique et lactique; mais la quantité d'acide lactique était deux fois plus grande avec le B. coli.

En somme, la différence ne repose que sur la quantité d'acide lactique formé. C'est par suite de la formation plus abondante d'acide lactique dans les cultures du B. coli que le carbonate de chaux est attaqué plus vivement et qu'il donne un dégagement de grosses bulles gazeuses. M. Dubief ne croit pas, avec raison, que cette légère différence entre les deux microorganismes permette de les distinguer l'un de l'autre d'une façon suffisante.

Pour M. Péré (1), le B. typhique fait aussi fermenter les glucoses; mais c'est un ferment peu énergique de ces sucres, et, quant aux saccharoses, il n'agit pas sur eux d'une manière sensible. Il explique que les résultats contradictoires obtenus par les divers expérimentateurs tiennent pour une grande part à la constitution différente des milieux de culture employés, qui peuvent contenir, en outre, des aliments azotés complexes, des substances hydro-

(1) Péré. Annales de l'Inst. Pasteur, t. vi, p. 512, juillet 1892.

carbonées variables. Aussi, il s'est attaché à n'introduire dans ses milieux de culture que de la matière albuminoïde sans produits hydrocarbonés, et c'est avec des milieux nutritifs azotés, toujours les mêmes en quantité et en qualité, qu'il a étudié le pouvoir fermentatif des deux bacilles sur les divers sucres.

Quoi qu'il en soit, on doit rejeter le glucose pour différencier les deux microbes, puisque l'un et l'autre le font fermenter. Nous allons voir que, pour des raisons analogues, le saccharose ne peut pas servir davantage.

En effet, M. Büchner (1) considère que le B. d'Eberth le fait fermenter, tandis que, d'après M. Péré, il fermente ou ne fermente pas, suivant la nature de l'élément albuminoïde qu'on offre au microbe, la peptone empêchant la fermentation, le bouillon au contraire la favorisant. Ce dernier auteur considère, d'autre part, le B. coli comme un ferment énergique du saccharose dans une solution de peptone. Mais M. Grimbert (2), au contraire, dans des recherches ultérieures, constate que la propriété de faire fermenter le saccharose est une exception chez le B. coli. Sur sept échantillons de colibacille, un seul provenant de déjections de typhique se montra actif vis-à-vis du sucre de canne. Ces divergences de résultats nous montrent donc qu'on doit éliminer

(1) BÜCHNER. Centralb. für Bakt., t. IV, p. 356.
(2) GRIMBERT. Soc. de biologie, 27 juin 1896, p. 681.

le glucose et le saccharose dans les procédés de différenciation.

Examinons maintenant la valeur de la fermentation de la lactose comme caractère différentiel. Certains auteurs, parmi lesquels MM. Chantemesse et Widal, Péré, sont d'accord pour reconnaître que le bacille d'Eberth ne fait jamais fermenter la lactose. Pour d'autres, au contraire, ce sucre est sujet à caution comme les deux précédents. M. Dubief prétend que le B. d'Eberth produit de l'acide lactique comme le B. coli, mais en quantité beaucoup plus faible. D'après MM. Rodet et Roux (1), le caractère tiré de la propriété fermentative de la lactose n'est pas plus absolu qu'aucun des autres caractères et ne peut pas être considéré comme spécifiquement différentiel entre les deux microbes. Ils ont rencontré, dans les selles d'un typhique, un colibacille qui ne faisait pas fermenter la lactose, bien que tous les caractères d'ordre morphologique fussent ceux du B. coli ; mais, après une série de passages successifs sur les milieux de culture, il parvint à récupérer peu à peu sa propriété fermentative, avec des retards considérables au début. Le pouvoir fermentatif serait donc une propriété contingente pouvant disparaître au moins temporairement.

M. Vincent (2) a également isolé, dans un cas d'ictère infectieux, un colibacille qui faisait à peine

(1) Rodet et Roux. Soc. de biologie, Mémoires, 1898, p. 173.
(2) Vincent. Société de biologie, 6 mai 1893, p. 162.

fermenter le sucre de lait, bien que l'ensemble de ses caractères ne permît pas de doute sur sa nature.

MM. Gilbert et Lion (1), dans un mémoire très intéressant sur les bactéries intestinales, nous ont montré aussi qu'il existe plusieurs variétés de B. coli qui ne font pas fermenter la lactose.

Ces faits ont été confirmés depuis par un grand nombre de bactériologistes, et l'on sait aujourd'hui que, si la plupart des échantillons de B. coli font fermenter la lactose, il y en a quelques-uns qui ne la font fermenter que très peu et d'autres pas du tout.

Pour notre part, sur vingt échantillons de B. coli que nous avons examinés à ce point de vue, nous en avons trouvé quatre qui ne manifestent qu'un pouvoir fermentatif très faible et deux qui se conduisent absolument comme le B. d'Eberth.

En dernière analyse, on peut considérer que le pouvoir fermentatif de la lactose est un des principaux caractères du B. coli; l'usage courant que l'on fait des cultures en milieux lactosés indique assez l'importance qu'on y attache, mais sa valeur n'est que relative. Si, en présence d'une fermentation active de la lactose, on peut affirmer qu'il s'agit du B. coli, l'absence de cette réaction ne prouve pas que l'on se trouve en présence du B. d'Eberth.

Nature des acides produits dans la fermentation. — En étudiant les acides produits par les deux mi-

(1) GILBERT et LION, Société de biologie, Mémoires, 1893, p. 85.

crobes dans la fermentation des sucres, certains
expérimentateurs ont déterminé l'action de l'acide
lactique produit sur la lumière polarisée. Nencki (1)
et ses élèves avaient pensé que la nature de l'acide
lactique produit par une espèce microbienne était
invariable, et ils préconisaient la recherche du pouvoir rotatoire de l'acide comme moyen absolu pour
distinguer deux espèces voisines, alors même que
tous les autres caractères auraient été identiques.
Mais la nutrition des bactéries est encore trop peu
connue pour que l'on puisse attacher à ce caractère
une aussi grande importance ; car, d'après le peu
qu'on en sait, la fonction chimique peut présenter des
instabilités, tout comme la forme, le mode de développement et la virulence (2). Le choix d'une telle
base de classification ne pourrait conduire qu'à un
groupement artificiel.

M. Péré, en recherchant la nature de l'acide lactique formé par le B. typhique, a obtenu, tantôt de
l'acide lactique levogyre, tantôt de l'acide inactif,
sans qu'il lui soit possible de pénétrer la cause de
ces variations. De même, en comparant le colibacille du nourrisson et celui de l'adulte (3), il a vu
que le premier donnait, avec le glucose, de l'acide
lactique droit et le deuxième de l'acide gauche ; mais
il a pu obtenir de l'acide gauche, avec le premier,
en modifiant le milieu de culture. Ce résultat était

(1) Nencki et Siener. Archiv für experim. Pathol., t. xxviii, 1891.
(2) Denys et Martin. La Cellule, t. ix, p. 261, 1893.
(3) Péré. Société de biologie, 2 mai 1896, p. 446.

dû à l'influence de la qualité de l'azote alimentaire sur la constitution moléculaire des acides lactiques formés par un même microbe aux dépens d'un même sucre.

Van Ermengem et Van Laer (1) ont aussi constaté que les diverses variétés de B. coli de l'intestin ne produisaient pas toutes de l'acide lactique de même nature.

Enfin, ce qui démontre encore mieux la variabilité des fonctions chimiques, c'est le fait suivant, cité par M. Grimbert (2). Il a trouvé dans des déjections un colibacille qui présentait tous les caractères classiques attribués à cette bactérie, mais qui, au lieu de donner, avec la lactose, de l'acide lactique droit ou gauche, donna de l'acide succinique. Par contre, ensemencé dans du glucose, il a produit de l'acide lactique gauche sans acide succinique. Le même fait avait d'ailleurs été constaté déjà une fois par M. Péré chez un coli retiré de l'estomac d'un homme.

Tout ceci nous montre d'une manière très évidente que la nature des acides produits ne peut servir, en aucune façon, à différencier nos deux bactéries.

(1) Van Ermengem et Van Laer, loc. cit.
(2) Grimbert. Soc. de biologie, 15 février 1896, p. 192.

II. — FERMENTATION DE LA LACTOSE EN MILIEUX COLORÉS.

1° *Milieux lactosés et colorés au tournesol.* — M. Wurtz a imaginé une variante du procédé de MM. Chantemesse et Widal pour mettre en évidence la production d'acides dans les milieux lactosés (1). Il a employé pour cela de la gélose lactosée à 2 p. 100 et additionnée de teinture de tournesol.

La préparation de ce milieu doit être faite de la manière que voici :

On met dans des tubes à essai 6 c. c. de gélose ordinaire additionnée de lactose dans la proportion de 2 p. 100, et on stérilise ces tubes à 110°. Pendant que la gélose est encore liquide, on ajoute dans chaque tube, avec une pipette stérilisée, dix gouttes d'une solution de tournesol stérilisé à 105°. Cette solution doit être concentrée et franchement bleue. On mélange la teinture avec la gélose en secouant les tubes, qu'on laisse ensuite refroidir après les avoir inclinés. On doit obtenir ainsi une coloration d'un bleu violet, et tous les tubes doivent être d'une nuance égale.

Le B. coli, ensemencé sur cette gélose, la colore, en moins de vingt-quatre heures d'étuve à 37°, en rouge vif et provoque dans la profondeur la formation de nombreuses bulles de gaz. Le B. d'Eberth laisse la gélose colorée en bleu.

(1) WURTZ Soc. de biologie, 12 déc. 1891, p. 823, et Arch. de méd. exp., t. IV, p. 85, 1892.

Si on ensemence en stries les deux bacilles sur une même plaque de gélose, déjà, au bout de douze heures, les deux cultures présentent un aspect différent. Le trait du B. d'Eberth est blanc et la gélose qui l'entoure conserve la teinte bleue; le trait du B. coli est entouré d'une auréole rouge groseille qui ne tarde pas à envahir, au bout de quelques jours, toute la plaque.

M. Wurtz a fait remarquer que dans les tubes de gélose inclinée, avec certains échantillons de B. d'Eberth, il se produit au début, au fond des tubes, une coloration d'un violet rouge due à la présence d'une faible quantité d'un acide organique. Cet acide proviendrait de ce que la lactose du commerce contient presque toujours des traces de glucose que le B. d'Eberth fait fermenter. Mais cette coloration disparaît, au bout d'un certain temps, pour faire place à une teinte bleue verdâtre qui s'accentue à mesure que la culture vieillit. Quelquefois aussi on peut observer, au fond des tubes, une décoloration de la gélose; mais la partie inclinée, où se trouve la strie, reste toujours bleue ou rouge quand elle a pris cette teinte.

On peut également colorer au tournesol des tubes de lait, de bouillon ou de solution de peptone lactosés.

On stérilise à 120° des tubes de lait pendant trente minutes, et on verse à la surface du coagulum jaunâtre qui se forme dans les tubes 1 c. c. de teinture stérilisée de tournesol bleu par tube. Cette teinture diffuse peu à peu dans le lait, qui se colore entièrement en bleu.

Les tubes de bouillon se préparent de la même manière. On stérilise à 120° des tubes de bouillon lactosé à 2 p. 100 et on les additionne de teinture de tournesol stérilisée en quantité suffisante pour produire une coloration violet améthyste.

Le B. coli donne, dans ces milieux, une coloration rouge lie de vin, avec dégagement de petites bulles gazeuses, tandis que le B. typhique ne change pas la coloration primitive.

Il arrive quelquefois que les tubes ensemencés de B. d'Eberth se décolorent entièrement au bout de vingt-quatre heures d'étuve, et il ne reste qu'une collerette bleue à la surface. M. Wurtz pense qu'il s'agit là d'un phénomène de réduction dû à la production d'hydrogène naissant. La solution de tournesol, rendue alcaline par une certaine quantité d'ammoniaque que dégage le B. d'Eberth, serait décolorée par cet hydrogène naissant. Le même fait peut, d'ailleurs, s'observer pour les tubes ensemencés de B. coli.

On a adressé au procédé de M. Wurtz quelques critiques. D'abord, la couleur violet améthyste n'est pas toujours franche et présente souvent un reflet rougeâtre si l'on n'a pas employé une teinture absolument pure. De plus, d'après M. Ramond, le tournesol bleu serait un réactif relativement peu sensible, car il faut une dose d'acide assez notable pour le faire virer. Cet auteur cite le cas d'un B. coli qui avait fait coaguler le lait et qui n'avait pas fait virer le tournesol (1).

En outre, les divers types de B. coli faisant fermenter la lactose sont loin de produire une coloration rouge uniforme. Certains tubes, après vingt-quatre heures d'étuve, sont colorés en rouge vif, d'autres en rouge ou rose plus pâle. Quelquefois, le liquide violet n'a été que décoloré, et la coloration rose ou rouge n'apparaît qu'après une agitation énergique du tube et un séjour prolongé à l'air.

C'est pour remédier aux inconvénients des milieux colorés au tournesol que d'autres procédés ont été imaginés. Ils sont toujours basés sur le même principe, mais le tournesol a été remplacé par d'autres matières colorantes.

2° *Milieux lactosés et colorés à la rubine acide.* — M. Ramond, après avoir essayé un certain nombre de matières colorantes, a préconisé la rubine acide (2). Avec cette substance, il a préparé des milieux colorés plus sensibles et à réactions plus nettes qu'avec le tournesol. Le procédé est basé sur ce fait que, si on alcalinise une solution de rubine, elle se décolore, surtout à chaud, et si on ajoute ensuite une goutte d'acide, elle reprend immédiatement sa couleur.

Dans les milieux lactosés, additionnés de rubine et alcalinisés, le Colibacille, produisant des acides

---

(1) RAMOND. Soc. de biologie, 7 nov. 1896, p. 883.

(2) RAMOND. Presse médicale, 8 avril 1896, n° 65, p. 302, et Soc. de biologie, 7 nov. 1896, p. 883.

aux dépens de la lactose, rendra à ces milieux leur coloration primitive, tandis que le B. d'Eberth, n'ayant aucune action sur la lactose, ne donnera aucune coloration.

On peut préparer, avec la rubine acide, de la gélose ou de la gélatine de la manière suivante :

On fait fondre, dans un matras, une certaine quantité de gélose nutritive (ou de gélatine) et on y ajoute de la lactose dans la proportion de 4 p. 100. Lorsque la gélose est complètement liquéfiée, ce qui se produit à une température de 70 à 80°, on la colore avec une très petite quantité de rubine acide jusqu'à teinte rouge cerise, et on y ajoute, goutte à goutte, une solution aqueuse saturée de carbonate de soude, en agitant de temps à autre, de façon à bien la mélanger à la masse, jusqu'à ce que la gélose soit entièrement décolorée. On obtient ce résultat en ajoutant 1 goutte de solution alcaline pour 5 c. c. de gélose. Sous l'influence de l'alcalinisation, on voit se former un précipité de sels terreux. Pour s'en débarrasser, on filtre à chaud sur papier Chardin et on recueille ainsi une gélose absolument décolorée et transparente, que l'on répartit dans des tubes stérilisés et que l'on porte à l'autoclave à 105° pendant cinq minutes.

Nous avons remarqué, en préparant ce milieu, que le point qui demande le plus d'attention est la coloration par la rubine : quelques grains seulement de cette matière suffisent. Si on en ajoute trop, l'opération est à recommencer, car il est ensuite impossible de décolorer complètement le milieu par la solution alcaline, même en ajoutant des doses beaucoup plus fortes que celles qui ont été indiquées.

Nous avons ensemencé divers échantillons de B. coli et de B. typhique sur des tubes de gélose

inclinée, et nous avons vu qu'au bout de douze heures d'étuve à 37° tous les tubes ensemencés de Coli
faisant fermenter activement la lactose étaient entièrement colorés en rouge et les cultures se présentaient à la surface de la gélose en couche assez
épaisse (Pl. III, fig. 2°). Avec la plupart des
échantillons, on pouvait observer des bulles gazeuses entre la gélose et les parois du tube. Les échantillons de B. d'Eberth, ensemencés dans les mêmes
conditions, n'ont pas donné de coloration, même
après un mois de séjour à l'étuve. Si l'on aperçoit
quelquefois, dès le premier ou le deuxième jour, une
légère coloration dans le fond de quelques tubes,
elle ne tarde pas à disparaître.

D'après M. Ramond, la gélose à la rubine est
beaucoup plus sensible aux acides que la gélose au
tournesol. Il a trouvé un bacille qui a recoloré son
milieu en vingt-quatre heures, tandis qu'il n'avait
apporté aucune modification à la gélose tournesolée,
qui était restée uniformément bleue, même au bout
de trois mois.

Nous n'avons examiné comparativement que les
résultats obtenus avec la gélose à la rubine et avec
le bouillon lactosé au tournesol. D'après ces résultats, nous considérons que si la rubine paraît être
un peu plus sensible que le tournesol aux acides, il
n'y a pas cependant, à ce point de vue, une grande
différence entre les deux procédés.

L'avantage que paraît avoir la gélose à la rubine,
c'est que la coloration rouge, si elle se manifeste,

est toujours franche, ce qui n'arrive pas dans tous les cas avec le tournesol. En outre, la plus légère coloration produite avec la rubine est plus facile à observer qu'une légère modification dans la teinte du tournesol.

Pour ces motifs, nous pensons que la gélose de M. Ramond, en tubes inclinés, donne d'excellents résultats et qu'elle peut s'employer, concurremment avec le bouillon lactosé au tournesol, pour différencier le B. d'Eberth des colibacilles qui font fermenter la lactose.

La gélatine à la rubine, ensemencée dans les mêmes conditions, nous a donné aussi de bons résultats; mais les cultures poussant beaucoup plus lentement, la coloration rouge, avec le B. coli, est plus lente à se manifester. Il faut généralement de deux à trois jours pour voir apparaître, le long du trait d'ensemencement, une teinte rose qui n'envahit pas toute la masse de la gélatine. Comme procédé rapide, l'emploi de la gélose est donc préférable.

Nous avons aussi examiné ce que valait le procédé pour distinguer sur une même plaque les colonies de Coli et celles du B. typhique; mais nous sommes loin d'avoir obtenu des résultats aussi favorables que sur les tubes de gélose inclinée.

Les cultures pures de B. d'Eberth, ensemencées sur plaques de gélose ou de gélatine à la rubine, nous ont donné en douze ou quarante-huit heures, suivant le milieu, des colonies arrondies ou à bords irréguliers, claires et réfringentes à l'œil nu et présentant, au microscope, une légère teinte jaune pâle.

Les cultures pures de Coli ont donné des résultats différents. Les plaques de gélose présentent généralement plusieurs sortes de colonies. Les unes sont opaques, arrondies ou à bords découpés. Si on examine à l'œil nu une de ces colonies, elle paraît colorée en rouge ; au microscope, elle présente une teinte d'un brun foncé et autour d'elle on voit une auréole rouge *(Pl. II, fig. 16)*. D'autres colonies sont d'un blanc jaunâtre et présentent tout à fait le même aspect que les colonies de Coli sur gélose ordinaire. Enfin, il y a une troisième catégorie de colonies : claires et brillantes à l'œil nu, elles ressemblent absolument à celles du B. d'Eberth.

Sur plaques de gélatine, on voit aussi deux sortes de colonies, les unes avec coloration rouge, les autres blanches. Les premières, bien qu'elles poussent au bout de trente-six heures, ne présentent généralement leur coloration qu'au bout de trois ou quatre jours. Les colonies profondes sont arrondies et, vues au microscope, présentent une teinte brune ; l'auréole qui les entoure est d'une coloration beaucoup plus faible que sur gélose *(Pl. II, fig. 14)*. Quant aux colonies superficielles, certaines s'étalent en couche mince et présentent elles-mêmes, au bout d'une dizaine de jours, une belle coloration rouge. La deuxième catégorie de colonies comprend des colonies blanches d'un polymorphisme tout aussi varié que sur gélatine ordinaire.

Nous avons prélevé sur les plaques un certain nombre des diverses colonies blanches, et nous les avons ensemencées en bouillon lactosé au tournesol et sur gélose à la rubine en tubes inclinés. Elles ont toutes provoqué, au bout de douze à vingt-quatre heures, la fermentation de la lactose avec virage du tournesol et coloration rouge de la gélose à la rubine.

Ceci nous prouve que des colonies de Coli faisant fermenter la lactose peuvent très bien ne pas manifester cette action quand elles sont isolées sur les plaques, tandis qu'elles la manifestent toujours par leur réunion en couche compacte.

On comprend facilement, dans ces conditions, que, sur une plaque ensemencée d'un mélange des deux bacilles, les colonies rouges, seules, pourront être déterminées par un simple examen. Quant aux autres, on ne pourra pas plus les différencier que sur gélose ou gélatine ordinaire.

Les milieux de M. Ramond n'empêchent pas non plus, comme nous l'avons constaté à plusieurs reprises, le développement de diverses bactéries vulgaires. Par conséquent, leur emploi, comme procédé de recherche du B. d'Eberth, ne présente pas, sur les milieux ordinaires, un avantage suffisant pour qu'on puisse les préconiser dans ce but.

3° *Milieux lactosés et colorés au bleu soluble.* — M. Robin, toujours pour mettre en évidence l'action du B. coli sur la lactose, a imaginé deux milieux colorés au bleu soluble, l'un liquide et l'autre solide (1).

Voici les formules de ces milieux :

1° Milieu liquide.
$$
\left\{
\begin{array}{lr}
\text{Peptone Collas}\ldots\ldots\ldots & 5^{\text{gr.}}\ \text{»} \\
\text{Phosphate de soude}\ldots\ldots & 0\quad 05 \\
\text{Chlorure de sodium}\ldots\ldots & 0\quad 50 \\
\text{Eau}\ldots\ldots\ldots\ldots\ldots\ldots & 250^{\text{cc}}\ \text{»}
\end{array}
\right.
$$

On porte à l'ébullition, puis on ajoute 1 c. c. d'une solution aqueuse à 1 pour 100 de bleu soluble pur et on laisse tomber goutte à goutte d'une solution de potasse normale décime, jusqu'à ce que le bouillon soit complètement décoloré. On cesse alors de chauffer et on ajoute :

Lactose..................... 20 grammes.

Après dissolution, on filtre et on répartit la liqueur, après refroidissement, à la dose de 10 c. c., dans de petits flacons de Pasteur ; puis on stérilise à l'autoclave à 105° pendant quinze minutes.

2° Milieu solide.
$$
\left\{
\begin{array}{lr}
\text{Gélose}\ldots\ldots\ldots\ldots\ldots & 8^{\text{gr.}}\ \text{»} \\
\text{Peptone Collas}\ldots\ldots\ldots & 5^{\text{gr.}}\ \text{»} \\
\text{Phosphate de soude}\ldots\ldots & 0\quad 10 \\
\text{Bleu soluble à 1 p. 0/0}\ldots & 1^{\text{cc}}\ \text{»} \\
\text{Eau}\ldots\ldots\ldots\ldots\ldots\ldots & 250^{\text{cc}}\ \text{»} \\
\text{Potasse normale décime}\ldots & 35^{\text{cc}}\ \text{»}
\end{array}
\right.
$$

On chauffe à l'autoclave à 115° pendant cinq à dix minutes pour dissoudre la gélose. On doit avoir alors une solution à peine teintée de gris. S'il n'en était pas ainsi, il suffirait

(1) Robin, Soc. de biologie, 16 janvier 1897, p. 49.

d'ajouter un peu de la liqueur de potasse en maintenant à l'ébullition. On ajoute ensuite :

Lactose..................... 10 grammes.

On filtre au papier Chardin et à chaud (cette filtration n'est pas indispensable), puis on distribue dans des tubes que l'on stérilise à 105° pendant quinze minutes et on laisse refroidir sur un râtelier incliné.

D'après M. Robin, au bout d'un séjour plus ou moins long à l'étuve à 37°, mais qui ne dépasse pas quinze heures, le milieu liquide ensemencé de B. coli se recolore, au fur et à mesure qu'il s'acidifie, jusqu'à reprendre sa teinte bleue intense. Dans les tubes de gélose, également après douze à quinze heures, on observe une coloration bleue le long de la strie d'ensemencement du colibacille, et ensuite la totalité de la gélose ne tarde pas à se colorer en bleu intense. Le B. d'Eberth, cultivé dans ces milieux, s'y développe abondamment, mais les laisse incolores.

Nous avons obtenu, avec le milieu liquide ensemencé de divers échantillons de Coli et d'Eberth, des résultats analogues à ceux indiqués par l'auteur. La fermentation de la lactose a provoqué en douze heures, avec les coli ordinaires, un dégagement abondant de bulles gazeuses et la coloration bleue du liquide (Pl. III, fig. 22).

Ce procédé ne nous paraît pas cependant supérieur à ceux de M. Wurtz et de M. Ramond; il

6

constitue seulement une variante de ces derniers, de valeur à peu près égale.

4° *Milieux lactosés et colorés à la phénolphtaléine.* — La phtaléine du phénol est une matière jaunâtre qui, dissoute dans une solution alcaline, donne une belle coloration rose ou rouge, suivant la quantité de matière employée. Si on traite cette solution par un acide, la coloration rose disparaît complètement, et, si on ajoute ensuite un alcali, on ramène la couleur primitive dans tout son éclat.

Cette propriété a donné l'idée à quelques bactériologistes d'employer cette matière colorante pour mettre en évidence l'action du B. coli sur la lactose et le différencier ainsi du B. d'Eberth.

Plusieurs formules ont été données pour la préparation des milieux liquides. Abba, en 1895, a donné la suivante (1) :

Eau..	1000 cc »
Lactose....................................	20 gr »
Peptone....................................	10 »
Chlorure de sodium........................	5 »
Solution alcoolique de phénolphtaléine à 1%	0 cc 5
Carbonate de soude, solution saturée à froid	2 à 3 cc »

En 1897, M. Graziani a donné une autre formule (2) :

(1) ABBA. Riforma medica, 1895, n° 176, et Centralb. für Bakt., t. XIX, p. 13, 1896.

(2) GRAZIANI. Arch. de méd. exp., t. IX, p. 98, 1897.

Bouillon peptone...................... 200 gr. »
Lessive de soude................... 0 10 à 0 15
Lactose........................... 40 »
Phénolphtaléine.................... 0 05

Enfin, dernièrement, MM. Mérieux et Carré ont indiqué la suivante (1) :

Bouillon peptone.................. 100 gr. »
Lactose .... 2 »
Solution alcoolique de phénolphtaléine ⎱ quelques
et carbonate de soude............. ⎰ gouttes.

On ajoute cette dernière solution goutte à goutte, jusqu'à ce que le bouillon ait pris une teinte rose violet très franche.

Dans la préparation de ces milieux, nous avons remarqué qu'il n'est pas indifférent d'ajouter une quantité plus ou moins grande de matière colorante. Il faut obtenir une teinte rose franche, mais ne pas arriver au rouge ; car, dans ce dernier cas, la matière colorante entrave le développement de certains échantillons de Coli ; quelques-uns même, ainsi que le B. d'Eberth, ne se développent pas du tout. D'autre part, si l'on se contente d'une coloration trop faible, les moindres traces d'acidité décolorent le milieu et l'on peut observer cette décoloration même avec le B. typhique. Pour ces raisons, il est préférable d'employer la phénolphtaléine en solution alcoolique à 1 pour 100, car il est beaucoup plus

(1) MÉRIEUX et CARRÉ. Lyon médical, 13 nov. 1898, p. 335.

facile d'arriver à la coloration convenable et de ne pas la dépasser qu'avec la substance en poudre.

D'après les résultats comparatifs que nous avons obtenus avec quelques échantillons de Coli et d'Eberth, c'est la formule de MM. Mérieux et Carré qui nous paraît la meilleure.

Pour préparer le milieu, on chauffe d'abord le bouillon et on y verse la lactose. Après dissolution, on ajoute quelques gouttes de solution de phénolphtaléine et on laisse tomber goutte à goutte de la solution de carbonate de soude jusqu'à coloration rose. On fait bouillir le tout et on filtre ; on répartit dans des tubes et on stérilise à l'autoclave à 110° pendant dix minutes.

Ce milieu ainsi préparé nous a donné de bons résultats avec les échantillons de Coli qui produisent une fermentation active de la lactose. Au bout de douze heures d'étuve, on voit se produire une formation abondante de bulles gazeuses et la décoloration du milieu. Mais avec les Coli qui font fermenter très peu la lactose, nous n'avons obtenu la décoloration complète qu'avec un seul échantillon ; les autres n'ont présenté qu'une décoloration à peine sensible. Le procédé à la phénolphtaléine nous a paru, pour ces échantillons, inférieur aux précédents.

M. Graziani a aussi donné la formule d'un milieu solide. Après avoir, comme à l'ordinaire, préparé et réparti de la gélose nutritive dans des tubes, on ajoute à chacun d'eux 4 ou 5 gouttes de la solution suivante, composée de deux parties :

1° Lessive de soude............... 15 cc »
   Phénolphtaléine............... 0 gr. 15

2° Eau distillée................ 25 cc »
   Lactose .... 18 gr. »

On mélange ces deux parties et on les filtre. Cette solution est ensuite stérilisée et conservée dans des matras. Lorsqu'on la mélange à la gélose, celle-ci prend une couleur rouge fuchsine.

Ce milieu nous a donné de bons résultats; avec les échantillons de Coli, qui font fermenter activement la lactose, nous avons obtenu la décoloration totale des tubes au bout de douze heures. Nous n'avons pas obtenu de changement avec les bacilles typhiques.

5° *Milieux lactosés et colorés à la fluorescéine.* — La phtaléine de la résorcine ou fluorescéine est une substance de couleur rouge brique donnant, dans les solutions alcalines, une couleur jaune pâle avec belle fluorescence verte. La fluorescéine, traitée dans les mêmes conditions que la phénolphtaléine, subit une transformation : elle perd sa fluorescence et prend une couleur jaune foncé; elle peut aussi récupérer sa fluorescence par l'addition d'un alcali.

M. Graziani a encore employé cette matière colorante pour mettre en évidence l'action du Coli sur la lactose, et a donné, pour un milieu liquide, la formule suivante (1) :

(1) GRAZIANI, *loc. cit.*

Bouillon peptone...............	200 gr. »
Lessive de soude...............	0 10 à 0 gr. 15
Sucre de lait	40 »
Fluorescéine...................	0 10

On fait bouillir le tout, et on doit avoir une couleur rouge brique avec fluorescence verte. Ensuite on filtre, on répartit dans des tubes et on stérilise à l'autoclave à 110° pendant dix minutes.

Nous ferons d'abord une remarque sur la préparation de ce milieu. Pour obtenir la couleur rouge brique dont parle l'auteur, il faut employer une quantité de matière colorante beaucoup plus considérable que celle qu'il indique ; et, dans ces conditions, nous avons vu que cette substance gênait d'une façon notable le développement de nos échantillons de Coli et d'Eberth. Il vaut mieux s'en tenir à la coloration jaunâtre avec belle fluorescence verte, et, pour y arriver, avec 0 gr. 05 de fluorescéine on a une quantité largement suffisante pour colorer un litre de liquide. Il n'est pas non plus nécessaire de mettre une dose aussi forte de lactose : 2 à 4 grammes suffisent pour 100 parties de bouillon.

Aussi, nous avons employé la formule suivante, qui nous a donné de bons résultats :

Bouillon peptone.....................	100 gr. »
Lactose............................	4 »
Fluorescéine	0 005
Solution de carbonate de soude......	Quelques gouttes.

On chauffe le bouillon et on y verse la lactose. Après dissolution, on ajoute la fluorescéine et quelques gouttes de carbonate de soude; on filtre et on stérilise à 110° pendant dix
minutes.

Tous les tubes ensemencés de Coli ayant un
pouvoir fermentatif intense ont pris une teinte jaune
foncé et perdu leur fluorescence en douze heures.
Avec le B. d'Eberth il n'y a pas eu de changement
de coloration (Pl. III, fig. 23 et 24).

Par contre, nous n'avons pas obtenu de bons
résultats avec le milieu solide composé de gélose
additionnée de quelques gouttes de la solution suivante :

Lessive de soude.....................	30 cc »
Fluorescéine......................	0 gr 25
Eau distillée......................	20 cc »
Sucre de lait......................	15 gr »

Aucun échantillon de Coli n'a amené la disparition
de la fluorescence.

Pour mieux juger de la valeur des divers milieux
lactosés et colorés, nous avons réuni dans un même
tableau les résultats obtenus comparativement sur
ces milieux avec 13 échantillons de B. coli et 3 échantillons de B. d'Eberth.

Nous indiquons au bout de combien de temps les
réactions ont été obtenues; le signe + indique une
réaction positive, le signe — une réaction négative, la
lettre (f) indique que la fermentation se manifeste
par un dégagement abondant de bulles gazeuses.

ÉCHANTILLONS		Procédé de CHANTEMESSE et WIDAL. — Bouillon lactosé et carbonaté. + Fermentation, dégagement de bulles gazeuses.	Procédé de WURTZ. — Bouillon lactosé et coloré au tournesol. + le milieu vire au rouge.	Procédé de RAMOND. — Gélose lactosée et colorée à la rubine. + le milieu se colore en rouge.	Procédé de ROBIN. — Solution lactosée et colorée au bleu soluble. + le milieu se colore en bleu.	Procédé de MÉRIEUX et CARRÉ. — Bouillon lactosé et coloré à la phénolphtaléine. + le milieu se décolore.	Procédé de GRAZIANI modifié. — Bouillon lactosé et coloré à la fluorescéine. ÷ le milieu perd sa fluorescence.
	I ...	+ 12 heures.	+ 12 heures f.	+ 12 heures.	+ 12 heures f.	+ 12 heures f.	+ 12 heures. f.
	II ..	+ 12 h.	+ 12 h. f.	+ 12 h.	+ 12 h. f.	+ 12 h. f.	+ 12 h. f.
	III..	+ 36 h. ferm. lég.	+ 36 h. vir. faible.	+ 24 h. col. légèr. 60 h. col. intense	+ 72 h. col. tr. lég	36 h. décol. légère + 72 h. déc. comp.	+ 72h. lég. dimin. de fluorescence.
	IV..	+ 48 h. id.	+ 36 h. id.	+ 36 h. col. légèr. 60 h. col. intense	+ 60 h. id.	+ 36 h. déc. tr. lég.	+ 72h. id.
	V ..	+ 48 h. id.	+ 36 h. id.	+ 36 h. col. légère 60 h. col. intens.	+ 60 h. id.	+ 36 h. id.	+ 48h. id.
B. COLI	VI..	+ 36 h. id.	+ 36 h. id.	+ 36 h. col. légèr. 60 h. col. intense	+ 60 h. id.	+ 36 h. id.	+ 36h. dim. de fluor. 96h. disp. compl.
	VII..	+ 12 h.	+ 12 h. f.	+ 12 heures.	+ 12 h. f.	+ 12 h. f.	+ 12 h. f.
	VIII..	+ 12 h.	+ 12 h. f.	+ 12 h.	+ 20 h. f.	+ 12h. (f. 20h.)	+ 12 h. f.
	IX..	+ 12 h.	+ 12 h. f. décol. 36 h. col. rouge.	+ 12 h.	+ 12 h. f.	+ 12h. (f. 20h.)	+ 12 h. f.
	X ..	+ 12 h.	+ 12 h. f. décolor. 36 h. col. rouge.	+ 12 h.	+ 12 h. f.	+ 12 h. f.	+ 12 h. f.
	XI..	— 8 jours.	— 8 jours.	— 8 jours.	— 8 jours.	— 8 jours.	— 8 jours.
	XII..	+ 12 heures.	+ 12 heures f.	+ 12 heures.	+ 12 heures f.	+ 12 heures f.	+ 12 heures f.
	XIII..	— 8 jours.	— 8 jours.	— 8 jours.	— 8 jours.	— 8 jours.	— 8 jours.
B. typhique	I ...	— 8 jours.	— 8 jours.	— 8 jours.	— 8 jours.	— 8 jours.	— 8 jours.
	II ..	— 8 j.	— 8 j.	— 8 j.	— 8 j.	— 8 j.	— 8 j.
	III..	— 8 j.	— 8 j.	— 8 j.	— 8 j.	— 8 j.	— 8 j.

Ce tableau nous montre que tous les procédés ont la même valeur pour caractériser les échantillons de Coli qui font fermenter activement la lactose. Pour ceux qui la font fermenter peu, c'est le procédé Ramond qui fait le mieux saisir, surtout au bout de quelques jours, la production d'acides ; mais le procédé Wurtz est encore suffisant. Les trois autres procédés sont inférieurs, car avec certains des échantillons à pouvoir fermentatif faible on n'observe que des modifications à peine sensibles dans la couleur des milieux. On voit aussi que les bacilles typhiques ne manifestent pas plus la formation d'acides dans un milieu que dans l'autre.

En résumé, nous considérons que le procédé de Ramond est le meilleur et que le procédé Wurtz vient immédiatement après. Quant aux trois autres, ils sont à peu près équivalents, et il serait, par conséquent, très difficile de les classer.

III. — Cultures dans le Lait.

Si l'on ensemence du B. coli dans du lait stérilisé, on voit, ordinairement au bout de vingt-quatre à quarante-huit heures d'étuve à 37°, que le lait est coagulé. La lactose, étant attaquée par le Colibacille, met en liberté des acides qui déterminent en peu de temps la coagulation de la caséine. Dans les tubes ou matras ensemencés on voit, au fond, un coagulum épais, blanc, au-dessus duquel surnage un liquide jaunâtre, transparent. et qui présente souvent une réaction acide.

Si on ajoute au lait du carbonate de chaux, ce dernier neutralise l'acide lactique à mesure qu'il se produit; le développement du B. coli est plus abondant et l'on voit des bulles d'acide carbonique se montrer à la surface du lait.

Le Bacille typhique ensemencé dans le lait y pousse abondamment à la température de 37°, mais il n'apporte aucun changement visible au milieu. Le lait n'est pas coagulé, même après plusieurs mois de séjour à l'étuve.

Si les choses se passaient toujours ainsi, on aurait un procédé des plus faciles pour différencier les deux microbes; mais nous allons voir que le caractère de la coagulation du lait est tout aussi contingent que celui de la fermentation de la lactose.

Certains bactériologistes ont d'abord prétendu qu'il n'y avait entre les deux bacilles qu'une question de quantité au sujet de l'acide lactique produit. Pour M. Dubief (1) le B. typhique donnait, dans le lait, de l'acide lactique comme le B. coli, et, si la coagulation n'avait pas lieu, c'est que la dose d'acide était insuffisante. De plus, il prétendait qu'en conservant longtemps à l'étuve le lait ensemencé, la coagulation finissait par se produire. Cette opinion était aussi partagée par MM. Rodet et Roux; mais MM. Chantemesse et Widal (2) répondirent qu'ils

(1) DUBIEF. Société de biologie, 17 octobre 1891, p. 675.
(2) CHANTEMESSE et WIDAL. Soc. de biologie, 7 nov. 1891, p. 717.

n'avaient obtenu de coagulation avec le B. d'Eberth que lorsque, par hasard, une impureté s'était glissée dans les cultures. Par contre, ils considéraient la coagulation du lait comme un caractère invariable présenté par le B. coli.

Depuis cette époque on a trouvé un grand nombre d'échantillons de Coli qui ne possèdent pas cette propriété. MM. Gilbert et Lion (1), parmi de nombreux types retirés de l'intestin, en ont trouvé trois qui ne coagulaient pas le lait et ne faisaient pas fermenter la lactose. M. Miasnikoff a aussi trouvé plusieurs échantillons de cette catégorie (2).

La coagulation du lait dépendrait aussi de certaines circonstances imprévues, comme l'a montré M. Etienne (3). Il a prélevé, à l'autopsie d'un malade atteint d'endocardite ulcéreuse et végétante, des fragments de végétations valvulaires qui lui ont donné des cultures pures d'un microbe présentant tous les caractères du Colibacille, à l'exception d'un seul; les tubes de lait, en effet, ne furent pas coagulés. Il ensemença alors des ballons de lait et la coagulation se produisit dès le deuxième jour. Ce fait tenait probablement à ce que le lait, dans les ballons, était exposé sur une plus grande surface au contact de l'air.

M. Ramond a, d'autre part, signalé un coliba-

(1) GILBERT et LION. Société de biologie, Mémoires, 1893, p. 55.
(2) MIASNIKOFF. Vratch, 1895, n° 40.
(3) ETIENNE. Soc. de biologie, 20 janvier 1891, p. 44.

cille qui n'a produit la coagulation du lait qu'au bout
de vingt jours (1).

Que faut-il conclure de ces faits? En présence
d'un bacille qui fait coaguler le lait, on peut affirmer
qu'il ne s'agit pas du B. d'Eberth, la chose est aujourd'hui reconnue; mais l'absence de coagulation ne prouve pas que l'on soit en présence de ce
microbe, puisqu'on connait actuellement un certain
nombre de paracolibacilles qui ne le coagulent pas
non plus.

Généralement, tout colibacille qui produit une
fermentation intense de la lactose coagule le lait
et ceux qui ne produisent qu'une fermentation
légère ne le coagulent pas. Nous avons trouvé
quatre échantillons de Coli dans ces conditions.
Mais, d'après M. Refik (2), il n'y aurait aucun rapport forcé entre la fermentation de la lactose et la
coagulation du lait, cet expérimentateur ayant trouvé
dans les eaux de Constantinople des échantillons
de Coli qui ne font fermenter ni la lactose ni le
glucose, et qui pourtant coagulent le lait.

En somme, le signe de la coagulation ou de la
non coagulation du lait ne peut avoir de valeur
que s'il est associé à plusieurs autres caractères.

Lacto-serum artificiel. — MM. Bordas et Joulin (3) ont reconnu qu'il était parfois difficile de re-

(1) RAMOND. Soc. de biologie, 7 nov. 1896, p. 883.
(2) REFIK. Annales de l'Inst. Pasteur, t. x, p. 242, avril 1896.
(3) BORDAS et JOULIN. Soc. de biologie, 9 janv. 1897, p. 13.

connaître une légère coagulation dans le lait. Pour
remédier à cet inconvénient, ils ont imaginé un milieu de culture qu'ils ont appelé lacto-serum artificiel, présentant les mêmes propriétés que le lait et
possédant, en outre, l'avantage de pouvoir se conserver longtemps sans modification.

La formule est la suivante :

Lactose......................................	55 gr.	»
Albumine d'œuf pulvérisée............	18	»
Chlorure de sodium......................	0	60
Eau distillée...............................	1000	»

Lessive de soude, quantité suffisante pour obtenir une
réaction légèrement alcaline.

On filtre et on répartit dans des tubes à essai. On stérilise
ensuite à l'autoclave à 110° pendant dix minutes, en ayant
soin de disposer les tubes sur un lit d'ouate pour éviter que
l'action trop brusque de la chaleur ne détermine dans la solution alcaline de lactose une coloration brune.

Le milieu ainsi préparé est limpide, incolore et se conserve
facilement.

Le B. typhique et le B. coli s'y cultivent comme
dans le lait, le premier en troublant le liquide sans
amener la coagulation de l'albumine, le deuxième
en produisant, en moins de douze heures, une abondante coagulation. En remplaçant la lessive de
soude par le liquide au bleu soluble de M. Robin, on
peut obtenir en même temps, avec le Colibacille,
la réaction colorée et la coagulation de l'albumine.

Nous avons ensemencé comparativement dans le

lait et dans le lacto-serum nos échantillons de B. coli
et de B. d'Eberth, et nous avons obtenu les résultats indiqués dans ce tableau.

(Le signe + veut dire que la coagulation s'est produite; le
signe — qu'elle ne s'est pas produite. Nous indiquons, de
plus, au bout de combien de temps la coagulation ou la non
coagulation a été observée.)

Échantillons.	Lait.	Lacto-serum.
B. coli I........	+ 24 heures	+ 20 heures
— II.......	+ 4 jours	+ 20 h.
— III......	— 15 j.	+ 3 j. (coagulation lég.)
— IV......	— 15 j.	+ 3 j. id.
— V........	— 15 j.	+ 3 j. id.
— VI......	— 15 j.	+ 3 j. id.
— VII.....	+ 24 heures	+ 20 heures
— VIII....	+ 24 h.	+ 20 h.
— IX......	+ 20 h.	+ 12 h.
— X........	+ 24 h.	+ 20 h.
— XI......	— 15 jours	— 15 jours
— XII.....	+ 20 heures	+ 12 heures
— XIII....	— 15 jours	— 15 jours
B. typhique I....	— 15 jours	— 15 jours
— II...	— 15 j.	— 15 j.
— III..	— 15 j.	— 15 j.

Ces résultats montrent, tout au moins avec nos
échantillons de Coli, que le lacto-serum est supérieur au lait comme milieu de différenciation. Il est
surtout intéressant de constater que les échantillons III, IV, V et VI, qui n'ont pas produit de coagulation appréciable dans le lait au bout de quinze

jours d'étuve, ont provoqué, au bout de trois jours, la coagulation du lacto-serum. Cette coagulation, il est vrai, n'était pas aussi complète qu'avec les Coli normaux, mais elle était très manifeste. Avec les échantillons de B. d'Eberth, nous n'avons pas observé la moindre trace de coagulation au bout de quinze jours. Les échantillons de Coli XII et XIV, qui ne font pas fermenter la lactose, se sont conduits comme le B. typhique, aussi bien dans le lacto-serum que dans le lait.

En somme, le milieu de MM. Bordas et Joulin a sur le lait deux avantages : il permet de constater une coagulation légère et de reconnaître à l'œil nu, par le trouble du liquide, si un développement se produit, chose qui est absolument impossible avec le lait.

IV. — Fermentation de la Mannite.

Capaldi et Proskauer (1) ont étudié l'action du B. typhique et du B. coli sur la mannite, d'une part, en présence de l'asparagine, de l'autre en présence de la peptone de White, et ils ont vu que ces deux bactéries se comportaient différemment, suivant que les milieux renfermaient l'une ou l'autre de ces deux substances. Ils ont, par suite, composé deux milieux qui peuvent servir à différencier les deux bacilles.

(1) Capaldi et Proskauer. Zeitschrift für Hygiene, t. xxiii, p. 452, 1896.

Voici les formules de ces deux milieux :

Milieu I...	Eau...................	100 gr.	»
	Asparagine............	0	2
	Mannite..............	0	2
	Chlorure de sodium.....	0	02
	Sulfate de magnésie.....	0	01
	Chlorure de calcium....	0	02
	Phosphate monobasique de potasse...........	0	2

On stérilise pendant une heure et demie à 100° et on neutralise avec une solution de soude. On ajoute ensuite de la teinture de tournesol, on filtre et on répartit le liquide à la dose de 5 c. c. dans des tubes stérilisés que l'on porte encore à 100° pendant quelques minutes.

Milieu II..	Eau distillée..........	100 gr.	»
	Peptone de White......	2	»
	Mannite..............	0	10

Ce milieu est, comme le précédent, stérilisé, neutralisé avec une solution d'acide citrique, additionné de teinture de tournesol, filtré et mis en tubes.

Dans le milieu I, le B. coli, après vingt heures de séjour à l'étuve à 37°, produit une coloration rouge, tandis que le B. typhique n'amène aucun changement, car il ne s'y développe pas. L'asparagine ne permet qu'au B. coli de se développer et d'amener ensuite la transformation de la mannite.

Dans le milieu II, le B. typhique, grâce à la peptone de White, se développe et produit, après vingt heures d'étuve, une coloration rouge due aux acides qui se forment par la transformation de la mannite. Le B. coli se développe aussi dans ce milieu, mais il produit des corps basiques et la teinte bleue ou violette primitive du liquide ne change pas ou se renforce légèrement.

On a donc, en résumé :

	Bacille typhique.	Bacterium coli.
Milieu I......	Coloration bleue. (pas de développement).	Coloration rouge.
Milieu II.....	Coloration rouge.	Colorat. violette.

(Pl. IV, fig. 25 à 28.)

Nous avons ensemencé dans ces deux milieux divers échantillons de Coli et d'Eberth. Les résultats obtenus ont été réunis dans les deux tableaux suivants.

(Le signe + indique qu'il y a développement et le signe — indique son absence. La lettre (f) indique que la fermentation se manifeste par un dégagement de bulles gazeuses.)

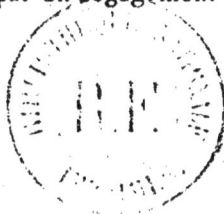

Milieu I.

Echan-tillons.	Après 20 h. à 37°.	Après 18 heures.	Après 3 jours.	Après 4 jours.	Après 5 jours.
I..	+ rouge (f)	+ décoloré	+ décoloré	+ décoloré	+ violet
II..	+ rouge (f)	+ décoloré	+ décoloré	+ violet	+ violet
III..	— violet	— violet	— violet	— violet	— violet
IV..	— violet	— violet	— violet	— violet	— violet
V..	— violet	— violet	— violet	— violet	— violet
VI..	— violet	— violet	— violet	— violet	— violet
VII.	+ rouge (f)	+ violet	+ violet	+ violet	+ violet
VIII.	+ rouge (f)	+ décoloré	+ décoloré	+ violet	+ violet
IX..	+ rouge (f)	+ rouge	+ décoloré	+ violacé	+ violet
X..	+ rouge (f)	+ décoloré	+ décoloré	+ décoloré	+ violet
XI..	+ violet (dévelop. tr. faib.)	+ violet	+ violet	+ violet	+ violet (dévelop. faible
XII.	+ rouge (f)	+ décoloré	+ décoloré	+ violacé	+ violet
XIII.	— violet	— violet	— violet	— violet	— violet
I...	— violet	— violet	— violet	— violet	— violet
II..	— id.	— id.	— id.	— id.	— id.
III	— id.	— id.	— id.	— id.	— id.

B. COLI (brace grouping I–XIII)

B. typhique (brace grouping I–III)

D'après ces résultats, nous voyons qu'un certain nombre de colibacilles se conduisent absolument dans ce milieu comme le B. d'Eberth, puisqu'ils ne s'y développent pas. Le milieu I ne peut donc servir à différencier du B. d'Eberth que les colibacilles ordinaires. Nous voyons, de plus, que la réaction que présente le milieu sous l'influence de ces der-

niers doit être observée après vingt ou vingt-quatre
heures d'étuve, car la coloration rouge et le dégagement de bulles gazeuses sont alors très nets. Au
bout de quarante-huit heures, la plupart des tubes
se décolorent pour reprendre ensuite la teinte violette primitive. Il faut encore remarquer que l'é-
chantillon VI n'a présenté qu'un développement
très maigre et n'a pas changé la coloration primitive du liquide : il marque une transition entre les
colibacilles normaux et ceux qui ne se développent
pas du tout dans ce liquide.

Milieu II.

Echantil-lons.	Après 20 h. à 37°.	Après 48 heures.	Après 3 jours.	Après 4 jours.	Après 5 jours.
I ...	+ rose pâle	violacé	violet	violet	violet
II ..	+ rose pâle	violacé	violet	violet	violet
III..	+ violet	violacé	rouge	rouge	rouge
IV..	+ violet	violacé	rougeâtre	rougeâtre	rougeâtre
V ..	+ violet	violacé	rougeâtre	rougeâtre	rougeâtre
VI..	+ rouge	rouge	rouge	rouge	rouge
VII.	+ rose pâle	violacé	violet	violet	violet
VIII.	+ rose pâle	violacé	violet	violet	violet
IX..	+ décoloré	décoloré	violacé	violet	violet
X ..	+ rose pâle	décoloré	violacé	violacé	violacé
XI..	+ violet	violet	violet	violet	violet
XII.	+ décolore	violacé	violet	violet	violet
XIII.	+ violet	violet	violet	violet	violet

B. COLI (bracket covering I–XIII)

B. typhique					
I ...	+ rouge	rouge	rouge	rouge	rouge
II ..	+ rouge	rouge	rouge	rouge	rouge
III..	+ rouge	rouge	rouge	rouge	rouge

On voit qu'avec le milieu II, pour observer les réactions indiquées par Capaldi et Proskauer, il faut attendre le troisième jour. Au bout de vingt-quatre heures, certains échantillons de Coli produisant des acides donnent une légère coloration rose; ce n'est que les jours suivants que la coloration du milieu redevient franchement violette.

Ces résultats nous montrent encore le rapprochement qui existe entre le B. typhique et certains paracolibacilles. En effet, les échantillons III et IV ont absolument produit la même coloration que les bacilles typhiques. Quant aux échantillons IV et V, s'ils se distinguaient de ces derniers par une légère différence de teinte, cette différence n'était pas assez sensible pour qu'on puisse la considérer comme un signe d'une netteté suffisante. Toutefois, elle marquait assez bien un terme de transition entre la coloration donnée par les bacilles typhiques et celle des coli normaux. L'échantillon XIII est encore à remarquer : dans le milieu I il se conduit comme un bacille typhique, dans le milieu II comme un colibacille.

Les réactions de Capaldi et Proskauer sont intéressantes au point de vue des propriétés bio-chimiques du B. d'Eberth et du B. coli. Elles nous montrent que, dans les milieux sucrés, la production d'acides ou de corps basiques par ces deux bactéries dépend avant tout de la composition de ces milieux. M. Péré (1) avait déjà montré, en 1892, que le

_____
(1) PÉRÉ. Annales de l'Inst. Pasteur, t. VI, p. 512, juillet 1892.

B. d'Eberth fait ou ne fait pas fermenter le glucose, suivant les substances azotées que renferment
les milieux nutritifs, et on peut voir un fait du même
ordre, pour la fermentation de la mannite, dans les
solutions de Capaldi et Proskauer.

On peut considérer que ces réactions constituent
un caractère différentiel de plus à ajouter à ceux
que nous connaissions déjà, et qui paraît avoir la
même valeur que la plupart d'entre eux, n'étant pas
plus absolu que ces derniers.

V. — Décomposition de l'Urée et Réaction
ammoniacale.

Certains bactériologistes admettaient, au début
des études sur les propriétés fermentatives du B.
coli, que ce microorganisme, ensemencé dans l'u-
rine normale, décomposait l'urée et produisait de
l'ammoniaque; d'autres prétendaient, au contraire,
que l'urée n'était pas attaquée.

MM. Hallé et Dissard (1) firent des recherches
pour élucider la question, et, après avoir montré que
le B. coli poussait bien dans l'urine humaine normale stérilisée par filtration et provoquait dans ce
milieu une réaction faiblement alcaline, ils arrivèrent à la conclusion suivante : Le B. coli attaque
lentement et partiellement l'urée. A la quantité

(1) HALLÉ et DISSARD. Société de biologie, 18 mars 1893, p 329).

d'urée disparue correspond la formation d'autres corps azotés, carbonate d'ammoniaque, matières albuminoïdes. C'est bien une véritable fermentation de l'urée, mais fermentation lente et partielle, différente de la fermentation ammoniacale ordinaire, que produisent rapidement les microorganismes ammoniogènes connus.

M. Gorini (1), en 1894, proposa d'employer les cultures en piqûre dans la gélatine ordinaire additionnée d'urée dans la proportion de 2 pour 100 pour différencier le B. typhique du B. coli. Ce dernier, ensemencé dans cette gélatine, donnait des bulles de gaz, tandis que le B. typhique n'en donnait pas. De plus, ce milieu pouvait servir à différencier le B. d'Eberth d'un certain nombre de bacilles semblables qu'on trouve dans les eaux, une partie de ces derniers ne se développant pas dans la gélatine à l'urée.

En 1897, M. Kashida (2) a fait de nouvelles recherches sur la réaction ammoniacale produite par le Coli dans les milieux de culture et a proposé un nouveau procédé pour le différencier du B. typhique. Dans un milieu contenant à la fois de la lactose et de l'urée, le B. coli, d'après l'auteur, donne deux réactions successives. Après avoir produit des acides en faisant fermenter la lactose, il produit de l'ammoniaque aux dépens de l'urée. Le milieu, étant coloré au tournesol, après seize à dix-huit heures

(1) GORINI In « Revue d'hygiène », t. XVI, p. 859, 1894.
(2) KASHIDA. Centralb. fur Bakt., t. XVI, p. 802, 1897.

d'étuve sous l'influence des acides, vire au rouge;
puis, au bout de vingt-quatre heures, devenant alcalin, redevient bleu. Le B. typhique, au contraire,
ne présentant aucune des deux réactions, ne change
pas la couleur primitive.

Ce milieu est préparé de la manière suivante :

On prend du bouillon neutre et on y ajoute 1,5 pour 100
de gélose; on place le tout à l'autoclave jusqu'à ce que la gélose soit dissoute. On examine encore une fois la réaction du
milieu, et, si elle est acide, on la neutralise; puis on ajoute un
blanc d'œuf, qu'on mélange à la masse en agitant fortement.
On stérilise pendant une heure à l'autoclave et on filtre. Après
filtration, on ajoute 2 pour 100 de sucre de lait, 1 pour 100
d'urée et 30 pour 100 de teinture de tournesol. On répartit
dans des tubes à essai stérilisés, qu'on passe ensuite à l'autoclave pendant vingt minutes.

Nous avons ensemencé comparativement dans
des tubes de cette gélose inclinée nos divers échantillons de Coli et d'Eberth, et nous n'avons obtenu la
deuxième réaction qu'avec un seul échantillon de
Coli. La gélose, après avoir présenté une légère
coloration rouge au bout de vingt heures, est rede-
venue bleue au bout de quarante-huit heures. Tous
les échantillons faisant fermenter activement la lactose n'ont manifesté que l'acidité due à cette
fermentation; le milieu, au bout de quinze jours,
avait encore conservé sa coloration rouge.

Kashida, il est vrai, a obtenu la réaction dans les
boîtes de Petri, mais l'ensemencement dans ces

boîtes ne nous a pas donné de meilleurs résultats.
La réaction ammoniacale produite par le B. coli aux
dépens de l'urée nous semble donc être un caractère
inconstant. Nous devons cependant faire remarquer
que cette réaction a été obtenue par d'autres expérimentateurs. MM. Wolf et Mc Cook (1) l'ont obtenue, mais en employant comme matière colorante
une solution saturée d'extrait bleu de tournesol, qui
est d'une préparation difficile et complique par conséquent la technique indiquée par Kashida. Pour ces
raisons, il nous paraît prématuré d'émettre actuellement une opinion sur la valeur de ce caractère
différentiel. Il ne pourra être jugé que d'après les
résultats qu'obtiendront un plus grand nombre d'expérimentateurs.

VI. — Production de Gaz dans les cultures de Bacterium coli (hydrogène sulfuré).

Quelques bactériologistes ont remarqué que le
B. coli, ensemencé sur gélatine en piqûre, produit
quelquefois des gaz qui se manifestent sous la forme
de bulles lenticulaires incluses dans la gélatine. Si,
quand on fait l'ensemencement, la piqûre ne se
referme pas sur elle-même, on n'en observe généralement pas, car ils peuvent se dégager à l'extérieur.
Ils disparaissent aussi, dans les vieilles cultures, par
absorption ou diffusion.

(1) Wolf et Mc Cook. Medical record, t. II, p. 270, 21 août 1897.

M. Lepierre (1) a fait une étude des gaz produits
par les colibacilles normaux et anormaux sur un
milieu nutritif légèrement alcalin, composé de
gélatine additionnée de 2 pour 100 de peptone de
viande sèche (marque Chassaing). Il a surtout constaté la formation d'hydrogène et d'azote avec
vingt-cinq colibacilles normaux de provenances
diverses.

Cette fonction paraît donc être constante chez
eux, mais elle l'est moins chez les colibacilles anormaux. Parmi ceux qui ne font pas fermenter la
lactose et ne donnent pas la réaction de l'indol, les
uns donnent des gaz, les autres n'en donnent pas.
Ces dernières se conduisent comme le B. d'Eberth ;
l'auteur, en effet, n'a jamais obtenu de gaz avec
trois échantillons différents de ce microbe, quelles
qu'aient été la vitalité des cultures et la rapidité de
leur développement. Il y aurait donc, à ce point de
vue, un caractère différentiel à noter entre le B. d'E-
berth et certaines variétés de Coli.

Il en est de même pour la production d'hydrogène
sulfuré, au moins dans certains milieux. Orlowski (2)
a bien prétendu que les deux microbes dégageaient
de l'hydrogène sulfuré avec une intensité à peu près
égale. La différence consistait en ce que le dégagement était plus rapide pour le B. coli avec de la
gélatine au nitro-prussiate de sodium, et pour le
B. typhique avec de la gélatine additionnée de sels

(1) LEPIERRE. Soc. de biologie, 17 déc. 1898, p. 1159.
(2) ORLOWSKI. Vratch, 1893, n° 48.

de fer et de plomb. Mais Guidi (1) n'est pas arrivé aux mêmes conclusions et pense que la formation d'hydrogène sulfuré dans du bouillon de Lœffler peut servir à différencier les deux bacilles.

Ensemencé dans du bouillon alcalin et coloré en rouge par une goutte de phénolphtaléine, le B. coli amène en vingt-quatre heures une décoloration complète du milieu, qui ne dure que cinq à six jours. Cette décoloration provient de la formation d'hydrogène sulfuré.

Pour mettre cette réaction en évidence, M. Guidi met en communication deux tubes, l'un qui renferme la culture en bouillon de Coli et l'autre qui contient une solution de carbonate de soude colorée à la phénolphtaléine ou une solution saturée de chlorure d'argent. Au bout de vingt-quatre à trente-six heures d'étuve, dans le deuxième tube, la première solution est complètement décolorée et la seconde donne un précipité noir de sulfure d'argent. Le B. d'Eberth, ensemencé dans des conditions identiques, ne donne aucune de ces deux réactions.

Pour notre part, nous avons recherché la formation d'hydrogène sulfuré par divers échantillons de Coli et d'Eberth, dans du bouillon peptone ordinaire, en plaçant simplement du papier à l'acétate de plomb à l'orifice des tubes de culture, fixé entre la bourre de coton et les parois du tube. Nous avons remarqué que les colibacilles se conduisent de ma-

(1) Guidi Société médico-chirurgicale de Bologne, 1897.

nières diverses. Avec les uns, au bout de vingt-quatre à quarante-huit heures d'étuve, le papier est fortement noirci ; avec d'autres il l'est très peu, et enfin,
avec certains, il n'y a pas trace de formation de
sulfure de plomb. Les échantillons de B. d'Eberth
ne nous ont pas donné non plus la réaction.

Il y a donc bien un caractère différentiel ; mais,
comme la plupart de ceux que nous avons examinés,
il n'est présenté nettement que par certains colibacilles : ce sont ceux qui possèdent tous les caractères du B. d'Escherich et que l'on désigne souvent
sous le nom de colibacilles normaux.

Dans le tableau suivant, nous avons réuni les résultats obtenus avec le papier à l'acétate de plomb,
après quarante-huit heures d'étuve à 37°.

Le signe + indique une réaction positive très nette, le papier est fortement noirci; le signe — indique l'absence de réaction.

Echantillons.	Réaction du papier à l'acétate de plomb.
B. coli I.............	+ (légère).
— II....	+
— III...........	—
— IV...........	—
— V	+ (très légère).
— VI...........	+ (très légère).
— VII...... ..	+
— VIII..	+
— IX...........	+
— X...........	+
— XI...........	—
— XII...........	+
— XIII........	—
B. typhique I......	—
— II......	—
— III......	—

VII. — Fermentation des Nitrates et dégagement d'Azote.

Un nouveau caractère commun aux deux bactéries a été signalé en 1897: c'est celui de la fermentation des nitrates et du dégagement d'azote qui en est la conséquence. MM. Hugounenq et Doyon (1) ont en effet établi que, dans du bouillon peptone

(1) Hugounenq et Doyon. Soc. de biologie, 20 févr. 1897, p. 108, et 11 juin 1898, p. 635.

ordinaire additionné de 1,5 p. 100 de nitrate de sodium ou de potassium, le B. d'Eberth, aussi bien que le B. coli, provoque, au bout de vingt-quatre à quarante-huit heures d'étuve, un dégagement gazeux régulier. Ces auteurs ont employé un dispositif particulier permettant de recueillir plusieurs centimètres cubes de gaz.

Par suite d'un malentendu sur les milieux employés par les auteurs précédents, ce dégagement gazeux a été tout d'abord contesté par M. Grimbert; mais ce dernier a ensuite reconnu son existence, et le fait est aujourd'hui bien établi, malgré que ces expérimentateurs ne soient pas arrivés à des conclusions identiques (1).

Cette nouvelle fonction chimique crée certainement des liens étroits entre les deux bactéries; mais, comme le fait remarquer M. Grimbert, il y a d'autres fonctions tout aussi spécifiques, telles que la non liquéfaction de la gélatine, la non coloration par la méthode de Gram et la fermentation du glucose, qui sont également communes à un grand nombre d'espèces et que, malgré cela, on n'a jamais songé à identifier.

---

(1) GRIMBERT, Soc. de biologie, 2 avril 1898, p. 385; — 18 juin 1898, p. 657; — 10 déc. 1898, p. 1135.

VIII. — Réaction de l'Indol.

Kitasato (1), un des premiers, montra, au moyen de l'acide nitreux, la présence de l'indol dans les cultures de B. coli en bouillon peptonisé au bout de vingt-quatre heures Le B. d'Eberth, au contraire, cultivé dans les mêmes conditions, ne donne pas la réaction de l'indol.

La valeur de cette réaction fut tout d'abord mise en doute par M. Chantemesse (2), qui avait obtenu dans de vieilles cultures de Bacille typhique une coloration rougeâtre par addition de réactifs, puis par MM. Rodet et Roux (3), qui trouvaient la réaction trop faible pour qu'elle pût servir de caractère différentiel. Enfin, M. Baginski (4) ne put la mettre en évidence dans des cultures de Colibacille faites dans un milieu peptonisé et lactosé.

M. Péré (5) fit alors de cette question une étude approfondie qui lui a permis de trouver la raison de ces résultats contradictoires.

Il a d'abord indiqué qu'il y avait une relation si étroite entre la formation d'indol et la présence des peptones dans les milieux de culture que le

(1) Kitasato. Zeits. für Hyg., t. VII, p. 515, 1889.
(2) Chantemesse. Traité de médecine Charcot et Bouchard, p. 736.
(3) Rodet et Roux. Ac. de méd., 20 oct. 1891.
(4) Baginski. Zeits. für physiol. chemie, t. XIII, p. 352.
(5) Péré. Annales de l'Inst. Pasteur, t. VI, p. 512, juillet 1892.

B. coli pourrait servir à déceler les peptones dans les liquides physiologiques ou pathologiques, cette réaction étant beaucoup plus sensible que les réactions ordinaires des peptones.

Dans une solution pure de peptone pepsique, le B. coli donnait, au bout de vingt-quatre heures, la réaction très nette de l'indol, tandis qu'il ne la donnait pas dans des solutions de syntonines, même après plusieurs jours. Mais c'est avec la peptone pancréatique que M. Péré a obtenu les meilleurs résultats. Aussi a-t-il conseillé de s'adresser exclusivement à celle-ci, certaines peptones du commerce ne donnant aucune trace d'indol dans les vingt-quatre heures.

Il a montré, en outre, que le B. coli ne donne d'indol dans le bouillon de viande que si on y ajoute des peptones, et la réaction se fait à une époque très variable. Elle n'est d'ailleurs jamais aussi intense qu'avec la peptone pure au même titre. La destruction des peptones seules pouvant donner de l'indol, si l'on ne veut pas gêner sa production il faut exclure tout autre aliment azoté. C'est ainsi, par exemple, que la présence d'un nitrate suffit pour empêcher la formation d'indol.

A la suite de cette étude, M. Péré indique la technique à suivre pour obtenir la réaction. On ensemence les germes dans une solution de peptone pancréatique pure ou additionnée seulement de sels alcalins (phosphate de potasse). Après un ou deux jours d'étuve à 37°, on ajoute au liquide de culture une solution de nitrate de potasse à 2 p. 10000, dans la proportion de 1ᶜ de solution pour 10ᶜ de liquide de culture, et 5 ou 6 gouttes d'acide sulfurique pur. . La culture du B. coli prend alors une coloration rouge très nette, tandis que celle du B. typhique ne montre aucun changement de couleur.

D'autres procédés ont été donnés, dans ces dernières années, pour obtenir la réaction de l'indol. Quelques-uns ne diffèrent que très peu de celui de M. Péré.

Au laboratoire du Bureau d'hygiène de Lyon, M. Bory emploie la formule suivante (1) : on fait une solution de peptone (sans sucre) dans l'eau à 2 p. 100, et on ajoute un peu de sel marin, 0ᵍʳ·50 %. On ensemence sur ce milieu le B. coli ou le B. d'Eberth. Après quarante-huit heures d'étuve à 37°, on ajoute à la culture 4 ou 5 gouttes d'une solution de nitrite de potasse à 0,02 p. 100, puis quelques gouttes d'acide sulfurique pur. On chauffe légèrement, .et, s'il y a de l'indol dans la culture, on voit apparaître une teinte rouge.

La réaction de l'indol, que nous avons cherchée plusieurs fois par ce procédé, ne nous a jamais donné, après avoir chauffé le liquide, qu'une teinte rose très légère.

Au laboratoire du Comité consultatif d'hygiène (2), on emploie la solution suivante : peptone 2 grammes

(1) FAIDEAU. Thèse de Lyon, p. 42, déc. 1896.
(2) BRÉVILLE. Thèse de Paris, p. 65, juillet 1897.

et eau filtrée 100 grammes. Pour rechercher l'indol, dans un tube à essai, à 5ᶜ environ de la culture en solution de peptone, on ajoute 3 à 4 gouttes d'une solution de nitrite de sodium à 2 p. 1000 et autant d'acide sulfurique concentré. On porte à l'ébullition et, s'il y a de l'indol, on voit apparaître une coloration rougeâtre plus ou moins intense. Si cette coloration n'est pas suffisamment nette, en cas de doute on ajoute dans le tube à réaction, après refroidissement, 1ᶜ environ d'alcool amylique et on épuise en retournant le tube à plusieurs reprises. S'il y a de l'indol, l'alcool amylique prend une teinte rose plus ou moins intense, tandis que le bouillon de culture reprend sa coloration primitive.

Cette méthode, fixée récemment par M. Pouchet, est également recommandée par M. G. Roux (1), à qui elle a donné d'excellents résultats.

M. Crisafulli (2) a indiqué encore un autre procédé. On prend une branche de pin ou de tout autre conifère, que l'on dépouille de son écorce et qu'on laisse sécher à l'air. On en détache de minces copeaux que l'on ne doit employer que parfaitement secs. On ajoute au liquide à essayer de 1 à 10 gouttes d'acide chlorhydrique parfaitement pur et on y plonge un copeau. S'il y a de l'indol, on voit apparaître dans le milieu de culture une coloration rouge cerise ou rouge violet. Cette même coloration

(1) G. Roux. Précis de microbie et de technique bactérioscopique, p. 337, Lyon, 1898.
(2) Crisafulli. In « Revue d'Hygiène », t. xvii, p. 1035, 1895.

se manifeste sur le copeau de pin d'une manière plus ou moins intense et peut aller jusqu'au rouge brun. L'auteur a obtenu la réaction, avec des cultures de Coli en bouillon peptonisé, au bout de vingt-quatre heures d'étuve à 37°, et ne l'a jamais trouvée avec le B. typhique.

Par ce procédé, nous n'avons jamais obtenu de coloration dans la culture, comme le dit l'auteur ; mais nous avons remarqué sur le copeau de bois une teinte rouge plus ou moins intense, qui n'apparaît qu'après avoir chauffé le liquide.

Lountewitsch (1), qui a indiqué le réactif de Griess Islovag pour distinguer le bacille du choléra et le vibrion de Metchnikoff des autres vibrions similaires, l'a aussi employé pour différencier le B. d'Eberth et le B. coli. Ce réactif se compose du mélange suivant :

Naphthylamine...................... 0ᵍʳ. 10
Eau distillée...................... 20   »

On ajoute à cette solution les deux suivantes :

1° Acide acétique dilué............. 150ᵍʳ· »
2° Acide sulfurique................. 0 50
Acide acétique..................... 150   »

On ajoute à une culture de quarante-huit heures le cinquième de son volume de ce réactif, et au

(1) LOUNTEWITSCH. Vratch, 1895, n° 1 (in Revue d'Hygiène, 1895, p. 1035).

bout de quelques secondes on obtient, avec les colibacilles, une coloration rouge.

Enfin, il y a encore le procédé suivant qui diffère
entièrement des autres par la coloration qu'on doit
obtenir. Dans un tube de 10ᶜ de culture on verse
5 gouttes d'une solution de nitro-prussiate de sodium à 5 pour 100; au bout de quelques secondes
on ajoute 6 gouttes d'une solution de soude caus-
tique à 30 pour 100 et on obtient dans le liquide une
teinte jaune brun. On verse alors dans le tube 10
gouttes d'acide acétique glacial, et, s'il y a de l'indol, on obtient une coloration bleue verdâtre qui
persiste quelques heures.

Nous avons examiné comparativement quatre de
ces procédés en employant des cultures en solution
de peptone à 2 pour 100 additionnée d'un peu de
chlorure de sodium, et, au bout de quarante-huit
heures d'étuve à 37°, ils nous ont donné tous les
quatre des résultats positifs ou négatifs avec les
mêmes échantillons, comme l'indique le tableau
suivant; mais ce sont les procédés I et IV, et particulièrement le dernier, qui nous ont donné de
beaucoup les réactions les plus nettes.

(+ indique une réaction positive, — uno réaction négative.)

Echantillons.	I. Procédé de PÉRÉ-BORY	II. Procédé de POUCHET	III. Procédé de CRISAFULLI	IV. Procédé X.
B. COLI I........	+	+	+	+
— II.......	+	+	+	+
— III.....	—	—	—	—
— IV.....	—	—	—	—
— V......	—	—	—	—
— VI.....	—	—	—	—
— VII....	+	+	+	+
— VIII...	+	+	+	+
— IX.....	+	+	+	+
— X.......	+	+	+	+
— XI.....	—	—	—	—
— XII....	—	—	—	—
— XIII...	—	—	—	—
B. TYPHIQUE I...	—	—	—	—
— II..	—	—	—	—
— III.	—	—	—	—

Ces résultats nous montrent que la réaction de l'indol est un des caractères différentiels les plus contingents; plusieurs Colibacilles ne le présentent pas et, dans certains cas, comme pour l'échantillon VIII, par exemple, la réaction est si faible qu'on peut la considérer comme douteuse, surtout avec les procédés I et III. Dans tous les cas, une réaction négative ne peut avoir de valeur que si elle est associée à un certain nombre d'autres caractères.

IX. — Résistance du Bacille typhique et du Bacterium coli aux antiseptiques.

On sait depuis longtemps qu'il existe une différence très marquée entre le B. typhique et le B. coli au point de vue de leur résistance aux antiseptiques. La vitalité du Coli, étant plus forte, lui permet de se développer dans des milieux additionnés de substances toxiques dans des proportions où elles tuent le B. d'Eberth ou tout au moins empêchent son développement (1).

Quelques bactériologistes ont basé sur ces faits des procédés de différenciation. En 1894, Schild proposa, dans ce but, l'emploi de la formaline (2). D'après lui, le B. typhique ne se développait pas dans du bouillon additionné de formaline à 1 p. 13000, tandis qu'il fallait 1 p. 4000 de cette substance pour arrêter le développement du Coli.

L'année dernière, MM. Thoinot et G. Brouardel ont proposé l'acide arsénieux (3). D'après ces auteurs, le B. typhique ne se développe pas quand on l'ensemence dans des bouillons peptonisés formant solution d'acide arsénieux à 0,01 p. 1000. Si, dans quelques cas exceptionnels, on obtient un développement faible, on est certain de n'avoir jamais

(1) DUNBAR, Zeits. für Hyg., 1892, p. 185.
(2) SCHILD. Zeits. für Hyg., t. XVI, p. 373, 1894.
(3) THOINOT et G. BROUARDEL. Bullet. de la Soc. méd. des hôpitaux, 18 mars 1898, p. 257.

aucune végétation quand on emploie des bouillons titrés à 0,015 et surtout à 0,02 d'acide arsénieux p. 1000.

De plus, si l'on ensemence le B. d'Eberth dans du bouillon titré à moins de 0,01 d'acide arsénieux p. 1000, le développement se produit, mais on ne peut pas arriver à faire pousser ce bacille, par des passages lents et méthodiques, dans des bouillons renfermant de l'arsenic à un titre de plus en plus élevé, au-dessus de 1 p. 1000. En un mot, il est impossible d'entraîner le microbe. Les auteurs ont examiné un grand nombre d'échantillons de B. d'Eberth de provenances les plus diverses et ont constaté chez tous, sans exception, ces deux caractères biologiques.

Quant au B. coli, il a présenté des caractères différents. Tous les Colibacilles normaux ont poussé sans difficulté dans des bouillons titrés à 1,50 p. 1000 d'acide arsénieux. Mais, en opérant sur un grand nombre d'échantillons, les expérimentateurs ont vu que certains d'entre eux présentaient une résistance encore plus grande. Quelques-uns, en effet, pouvaient se développer avec des proportions d'acide de 1,75 et même de 2 p. 1000.

En outre, ils ont pu parfaitement accoutumer le B. coli à l'arsenic et l'entraîner. En partant du développement dans un milieu à 1,50 p. 1000, ils sont arrivés, par des passages gradués, à obtenir un développement dans du bouillon contenant jusqu'à 3 p. 1000 de la substance toxique.

Sur 4 échantillons de paracolibacilles, 3, com-

prenant les bacilles de la psittacose et de la septicémie des veaux, n'ont pas poussé dans le bouillon
contenant plus de 0 gr. 03 d'acide arsénieux p. 1000,
se rapprochant, par conséquent, du Bacille d'Eberth.
Quant au quatrième, il a poussé, comme les Coli ordinaires, dans le bouillon arsénié à 1,50 p. 1000.

Pour la préparation des milieux arséniés, on emploie du
bouillon peptone ordinaire qu'on additionne de solutions ti-
trées d'acide arsénieux. L'acide arsénieux étant difficilement
soluble dans l'eau, on doit le faire dissoudre à chaud et on
alcalinise avec du carbonate de potasse. On peut faire deux
solutions dans de l'eau distillée, l'une à 1 p. 1000 et l'autre à
1 p. 100. La première servira pour les bouillons qui ne doivent renfermer qu'une faible quantité de la substance toxique,
l'autre pour les bouillons titrés à 1,50 p. 1000 ou au-dessus.
On mélange ces solutions à du bouillon peptone ordinaire. Si
l'on veut avoir des bouillons titrés à 2, à 1,75, à 1,50 p. 1000,
on ajoute à 80cc, 82cc5 et 85cc de bouillon, respectivement
20cc, 17cc5 et 15cc de la solution à 1 p. 100. Pour les bouillons
titrés à 0,01 et 0,03 p. 1000, par exemple, on emploie la solution à 1 p. 1000 et on ajoute à 99 et 97cc de bouillon 1cc et 3cc de
solution. On peut, bien entendu, ne préparer que quelques
centimètres cubes de bouillon arsénié en conservant les mêmes proportions.

Nous avons réuni dans un tableau les résultats
obtenus avec nos divers échantillons de B. coli et
de B. d'Eberth dans des bouillons arséniés à divers
titres.

(Le signe + indique qu'il y a un développement, le signe — qu'il n'y en a pas.)

Echantillons.	Bouillon arsénié à					
	0 01 o/oo	0.02 o/oo	0.03 o/oo	1.50 o/oo	1.75 o/oo	2 o/oo
B. coli I	+	+	+	+	—	—
— II	+	+	+	+	—	—
— III	+	+	+	—	—	—
— IV	+	+	+	—	—	—
— V	+	+	+	—	—	—
— VI	+	+	+	—	—	—
— VII	+	+	+	+	—	—
— VIII	+	+	+	+	—	—
— IX	+	+	+	+	+	—
— X	+	+	+	+	—	—
— XI	+	+	+	—	—	—
— XII	+	+	+	+	+	+
— XIII	+	+	+	—	—	—
B. typhique I	+	—	—	—	—	—
— II	—	—	—	—	—	—
— III	—	—	—	—	—	—

Ces résultats, obtenus avec nos échantillons de Coli et d'Eberth, concordent parfaitement avec ceux de MM. Thoinot et G. Brouardel. Ce procédé nous montre bien qu'il y a, entre le B. d'Eberth et le B. coli normal, toute une série de types intermédiaires ; mais, comme le font remarquer les auteurs, ils font surtout ressortir le caractère unitaire du B. d'Eberth et la diversité des Colibacilles vis-à-vis d'un même poison. L'opinion de MM. Chantemesse et Widal, considérant que les réactions bio-chimiques nous

montrent le B. d'Eberth comme un des plus spéci-
fiés parmi les microbes, paraît pleinement justifiée
par les expériences de MM. Thoinot et G. Brouardel.

X. — Procédé du Réensemencement sur les vieilles Cultures.

MM. Chantemesse et Widal ont remarqué, en
1887, une propriété intéressante des milieux de
culture du B. d'Eberth (1).

Si l'on ensemence du B. d'Eberth sur un tube de
gélose inclinée ou de gélatine et qu'après huit à
dix jours d'étuve on enlève, avec un fil de platine
recourbé en anse, la culture qui s'est développée, la
surface ainsi râclée ne donnera pas naissance à une
nouvelle culture si l'on vient à l'ensemencer de nouveau avec du B. d'Eberth, le milieu étant pour
ainsi dire vacciné.

A la même époque, M. Garré (2) et M. de Freudenreich (3) démontrèrent que les milieux solides ou
liquides ayant servi à la culture de certaines bactéries étaient devenus impropres au développement
de quelques autres espèces. Il y avait entre elles un
antagonisme évident.

M. Wurtz (4) trouva dans ces propriétés un

(1) Chantemesse et Widal. Arch. de phys, t. ix, p. 230, 1887.
(2) Garré. Correspondenzblatt f. Schweizer Aerzte, 1887, no 13.
(3) De Freudenreich, Annales de l'Inst. Pasteur, t. ii, p. 203, avril 1888.
(4) Wurtz. Soc. de biologie, 12 déc. 1891, p. 823.

nouveau caractère différentiel entre le B. d'Eberth
et le B. coli. En effet, si l'on ensemence du Coli sur
de la gélose râclée où a poussé du B. typhique, le
Coli s'y développe d'une façon très appréciable,
quoique la culture soit moins abondante que sur un
milieu neuf. Le B. d'Eberth, au contraire, ne se
développe pas sur les vieilles cultures de B. coli.
D'après l'auteur, la production d'ammoniaque dans
les cultures jouerait dans ces phénomènes un rôle
important.

MM. Achard et Renault (1) se sont servis de
cette propriété, qu'ils ont appelée palintrophie,
pour distinguer différents types de bacilles urinaires
appartenant au groupe du B. coli. Ils ont vu que
tous les types ne se conduisent pas de la même
manière à l'égard du procédé du réensemencement.
Un échantillon de Coli, par exemple, ne pousse pas
sur une vieille culture d'un autre échantillon, mais
pousse sur la culture d'un troisième.

MM. Denys et Martin (2), sans méconnaître
toute valeur à ce procédé, considèrent qu'on ne doit
pas lui attacher une trop grande importance. Ils
font remarquer que si l'on suppose deux variétés de
bacilles de même espèce, l'une plus exubérante que
l'autre, il est probable que la plus vigoureuse
pourra encore pousser sur un terrain en partie
épuisé et en partie empoisonné par l'autre, tandis
que la plus faible ne pourra pas pousser sur le

(1) ACHARD et RENAULT. Soc. de biologie, 9 avril et 17 déc. 1892, p. 311 et 983.
(2) DENYS et MARTIN. La Cellule, t. IX, p. 261, 1893.

milieu de culture de la première. De même, il est
probable qu'une variété accoutumée à un degré
d'acidité plus élevé trouvera le moyen de croître
dans un milieu devenu trop acide pour une autre.
En somme, un nouveau développement sur un
milieu déjà cultivé sera possible ou empêché, suivant que beaucoup de circonstances accidentelles
seront favorables ou ne le seront pas.

MM. Achard et Bensaude (1), au contraire, re-
gardent ce procédé comme capable de fournir un
caractère distinctif d'une extrême sensibilité et
d'une appréciation facile pour différencier des types
très voisins. Ils ont appliqué ce procédé à la différenciation du B. d'Eberth et de colibacilles très
voisins, tels que le B. de Nocard, et ils ont obtenu
des résultats constants pour ce dernier microbe
ensemencé sur des cultures de B. d'Eberth ou
inversement.

M. Achard a employé 16 échantillons de B. d'E-
berth authentiques et 4 échantillons de B. de Nocard,
et il a obtenu les résultats que voici :

1° Le B. d'Eberth ne pousse pas sur les vieilles
cultures du B. d'Eberth, du B. de Nocard et du
B. coli ordinaire ;

2° Le B. de Nocard pousse sur les vieilles cultures du B. d'Eberth, mais pas sur celles du B. de
Nocard et du B. coli ;

3° Le B. coli pousse presque toujours sur les

(1) ACHARD et BENSAUDE. Soc. de biologie, 21 nov. 1896, p. 940.

vieilles cultures du B. d'Eberth et rarement sur celles du B. de Nocard et du B. coli ;

Le B. de Nocard se distingue donc du B. d'Eberth par ce procédé, puisqu'il se comporte, vis-à-vis de ce dernier, comme un colibacille normal. Nous reproduisons un tableau donné par M. Bensaude, qui montre les résultats obtenus en cultivant, les uns sur les autres, 6 échantillons de bacilles typhiques, 4 échantillons de bacilles de Nocard et 6 échantillons de colibacilles (1).

TABLEAU A.

Séparation de divers échantillons de Colibacilles par le procédé des réensemencements sur de vieilles cultures.

+ indique un développement, 0 pas de développement.

	Sur :	B. d'Eberth						B. de Nocard				Colibacille						
		I	II	IV	VIII	IX	XII	A	B	C	D	I	VIII	IX	II	III	V	XII
B. d'Eberth	I....	0	0	0	0	0	0	+	+	+	+	+	+	+	+	+	+	
	II...	0	0	0	0	0	0	+	+	+	+	+	+	+	+	+	+	
	IV,.	0	0	0	0	0	0	+	+	+	+	0	+	+	+	+	+	0
	VIII	0	0	0	0	0	0	+	+	+	+	+	+	+	+	+	+	
	IX..	0	0	0	0	0	0	+	+	+	+	+	+	+	+	+	+	
	XII.	0	0	0	0	0	0	+	+	+	+	0	+	+	+	+	+	0
B. de Nocard	A....	0	0	0	0	0	0	0	0	0	0	0	+	0	+	0	.	.
	B...	0	0	0	0	0	0	0	0	0	0	0	0	+	.	.	+	
	C...	0	0	0	0	0	0	0	0	0	0	0	0	+	0	0	0	0
	D ..	0	0	0	0	0	0	0	0	0	0	0	0	0	0	0	+	0
Colibacille	I....	0	0	0	0	0	0	0	0	0	0	0	0	0	+	0	+	0
	VIII	0	0	0	0	0	.	0	0	0	0	0	0	0	0	0	+	0
	IX..	0	0	0	0	0	0	0	0	0	0	0	0	0	+	0	+	0
	II...	0	0	0	0	0	0	0	0	0	0	+	0	+	0	0	+	0
	III..	0	0	0	0	0	0	0	0	0	0	0	+	0	+	0	+	0
	V...	0	0	0	0	0	0	0	0	0	0	0	0	0	0	0	0	0
	XII.	0	0	0	0	0	0	+	+	0	+	0	0	+	0	+	+	0

(1) BENSAUDE. Thèse de Paris, p. 171, juillet 1897.

M. Achard a encore expérimenté le même procédé pour séparer divers types de Colibacilles. Le
tableau suivant, encore emprunté au travail de
M. Bensaude, montre que, parmi 13 échantillons,
on peut distinguer divers types (1).

TABLEAU B.

**Séparation de divers types de Colibacilles par le procédé de
réensemencement sur vieilles cultures de Colibacille.**

+, développement; 0, pas de développement.

		Colibacille.												
Sur :		I	II	III	IV	V	VI	VII	VIII	IX	X	XI	XII	XIII
I........		0	+	0	0	+	0	+	0	0	0	0	0	0
II........		+	0	0	0	+	0	0	0	+	0	+	0	0
III......		0	+	0	0	+	0	+	+	0	0	0	0	0
IV.......		0	+	+	0	0	+	+	+	0	+	0	0	0
V........		0	0	0	0	0	0	0	0	0	0	0	0	0
VI.......		0	+	0	0	+	0	+	+	+	0	?	0	0
VII.....		0	0	0	0	+	0	0	0	+	0	0	0	+
VIII....		0	0	0	0	+	0	+	0	0	0	0	0	0
IX......		0	+	0	0	+	0	+	0	0	0	0	0	0
X.......		0	+	0	0	+	0	+	0	+	0	0	0	0
XI......		0	+	0	0	+	0	+	0	+	0	0	0	0
XII.....		0	0	+	0	0	+	+	0	+	0	0	0	+
XIII....		0	+	0	0	0	0	+	0	0	0	0	0	0

Tous les Colibacilles de ce tableau, ainsi que ceux du précédent, étaient pathogènes et ont été retirés de l'organisme.

(1) BENSAUDE, *loc. cit.*, p. 197.

Dans ce tableau, on peut remarquer les échantillons IV et XII qui ne repoussent sur aucun autre Coli
et l'échantillon V qui poussse sur presque tous les
autres, tandis qu'aucun de ceux-ci ne pousse sur lui.

Nous avons fait nous-même, par ce procédé,
quelques ensemencements de Coli et d'Eberth sur
Eberth, et inversement d'Eberth sur Coli, et nous
avons obtenu pour le B. d'Eberth les mêmes résultats que les auteurs précédents. Il n'a repoussé ni
sur les vieilles cultures de B. typhique, ni sur celles
de B. coli. Quant aux divers types de Coli, il n'y a
rien de constant dans leur caractère palintrophi-
que : ils poussent ou ne poussent pas, suivant l'é-
chantillon de B. d'Eberth sur lequel ils sont ensemencés.

+, développement; 0, pas de développement.

Sur :		B. COLI							B. D'EBERTH		
	II	III	VII	VIII	XI	XII	XIII		I	II	III
I....	+	0	+	+	0	+	0		0	0	0
II...	+	+	+	+	+	+	0		0	0	0
III...	+	0	+	+	+	+	0		0	0	0

(B. d'Eberth)

Sur :	B. D'EBERTH		
	I	II	III
II...........	0	0	0
III..........	0	0	0
VII..........	0	0	0
VIII.........	0	0	0
XI...........	0	0	0
XII..........	0	0	0
XIII.........	0	0	0

En dernière analyse, que faut-il penser de la valeur de ce procédé ? Les résultats obtenus par MM. Achard et Bensaude sont assez nombreux pour qu'on puisse le juger. Ce procédé permet de séparer d'une manière constante le B. typhique de certains paracolibacilles voisins, tels que le B. de Nocard, et cela même nous montre sa grande sensibilité. Mais il ne peut pas servir à les en séparer tous. De ce qu'un bacille présentant certains caractères éberthiens ne pousse pas sur une vieille culture de B. typhique, on ne peut pas conclure que c'est lui-même un bacille typhique, puisque quelquefois des colibacilles n'y poussent pas non plus. Le procédé différentiel du réensemencement a peut-être plus de valeur que beaucoup d'autres, mais il est encore insuffisant pour la détermination de nos deux microbes.

CHAPITRE IV

Rapports pathogènes du Bacille typhique et du Bacterium coli.

Nous n'avons pas à traiter ici en entier la question des rapports pathogènes du B. typhique et du B. coli et des infections expérimentales obtenues avec ces microbes, ce qui demanderait de très longs développements. Nous ne parlerons de l'expérimentation physiologique sur les animaux qu'en ce qu'elle peut montrer les rapprochements ou les différences qui existent entre les deux bactéries.

L'étude des effets pathogènes du B. d'Eberth et du B. coli sur les animaux est restée longtemps une de celles qui semblaient apporter le plus de preuves en faveur de l'unité des deux microbes.

En 1892, M. Sanarelli (1), dans ses recherches sur

(1) SANARELLI. Annales de l'Inst. Pasteur, t. VI, p. 721, nov. 1892.

9

la fièvre typhoïde expérimentale, a attribué au
B. coli un rôle important dans l'évolution de la fièvre typhoïde humaine.

La même année, MM. Rodet et Roux (1) ont montré que les deux bacilles avaient les mêmes propriétés pyogènes et que l'infection expérimentale provoquée par le B. coli ou le B. d'Eberth donnait les
mêmes effets. En considérant l'ensemble des lésions
qui pouvaient être produites chez les animaux, la
différence, s'il y en avait une, ne portait que sur le
degré de la virulence, qui semblait être plus grande
et plus constante chez le B. coli.

Les expériences de tous les bactériologistes nous
montrent d'une manière générale que les lapins ou les
cobayes inoculés avec des doses suffisantes de cultures
virulentes de B. coli ou de B. typhique succombent,
dans les cas aigus, au bout de douze à dix-huit heures.
Après l'inoculation, les animaux présentent d'abord
une hyperthermie qui dure de une à quatre heures ;
elle est suivie d'une chute brusque de la température,
qui descend jusqu'à la mort de l'animal et peut
arriver à 33° ou 32°. Pendant ce temps, la météori-
sation abdominale et la diarrhée ne font presque
jamais défaut. Les lésions anatomiques portent surtout sur les viscères abdominaux. Les principales
sont les suivantes : il y a d'abord un exsudat péritonéal plus ou moins abondant, suivant les cas, séro-
fibrineux ou hémorrhagique. L'intestin est conges-

_____

(1) RODET et ROUX. Arch. de méd. exp., t. IV, p. 317, 1892.

tionné, rougeâtre, les plaques de Peyer tuméfiées, l'épithélium desquamé. La rate est tuméfiée, hémorrhagique, quelquefois noirâtre ; le foie et les reins sont congestionnés.

Que ces lésions soient produites par l'infection typhique ou l'infection colique, on n'observe que des différences en plus ou en moins, variables suivant les échantillons microbiens et les animaux employés. Elle sont d'ailleurs tout à fait insuffisantes pour séparer les deux microbes. Il en est de même pour les variations thermiques et l'évolution de la maladie expérimentale.

L'inoculation du B. typhique et du B. coli aux animaux ne peut donc nous renseigner que sur la virulence que possèdent ces microbes et ne peut servir en aucune manière à les différencier.

Mais si l'on considère les résultats de cette expérimentation physiologique, on peut remarquer que l'infection typhique expérimentale est bien loin de ressembler à la fièvre typhoïde humaine. Il est bien difficile de comparer une espèce de septicémie à marche rapide avec généralisation de l'agent infectieux dans tout l'organisme à la dothienentérie humaine à longue évolution et généralement à localisations bacillaires déterminées.

Pour reproduire expérimentalement la fièvre typhoïde chez l'animal, il y a deux difficultés : la première, c'est que la virulence du B. d'Eberth est une propriété essentiellement contingente et très difficile à manier, comme nous le montrent les expériences de M. Iversenc (1); la deuxième, plus sérieuse encore, c'est que la fièvre typhoïde est une maladie spéciale à l'homme et qui n'a dans le règne animal que des analogies de nom. La reproduction de la maladie humaine chez l'animal pouvait donc être considérée comme impossible, lorsque des expériences récentes sont venues nous prouver le contraire. MM. Chantemesse et Ramond (2), d'une part, et M. Remlinger (3) de l'autre, ont réussi à provoquer chez le lapin, par l'ingestion d'aliments contaminés avec des cultures virulentes de B. d'Eberth, une maladie d'une durée assez longue, comparable, comme symptômes et lésions, à la dothienentérie humaine. On peut donc dire dès à présent que la question est entrée dans une nouvelle voie et que ce n'est plus seulement le pouvoir pathogène, mais le pouvoir typhogène du B. d'Eberth qui est expérimentalement démontré.

L'extrême rapprochement des deux bactéries avait encore été démontré par plusieurs bactériologistes en vaccinant des animaux au moyen de toxines sécrétées par ces microbes contre l'infection typhique et contre l'infection colique. C'est ce que prouvaient les recherches de Sanarelli en 1892 (4) et de Césaris Demel et Orlandi en 1893 (5).

(1) IVERSENC. Thèse de Toulouse, p. 135, juillet 1897.

(2) CHANTEMESSE et RAMOND. Soc. de biologie, 17 juillet 1897, p. 719. — RAMOND. Thèse de Paris, avril 1898.

(3) REMLINGER. Ann. de l'Inst. Pasteur, t. XI, p. 829, 1897.

(4) SANARELLI, loc. cit.

(5) CESARIS DEMEL et ORLANDI. Archivio per le scienze mediche, t. XVII, p. 279, 1893.

Ces derniers auteurs avaient vu que les animaux immunisés contre le B. coli l'étaient aussi contre le B. typhique, et, réciproquement, ceux qui étaient immunisés contre le B. typhique l'étaient contre le B coli. Le serum de ces animaux avait, de plus, les mêmes propriétés préventives contre l'un ou l'autre microbe. Ces bactériologistes étaient arrivés, par suite, aux conclusions suivantes : « Les produits du Bacterium coli et du Bacillus typhosus sont biologiquement équivalents et servent réciproquement à conférer l'immunité aux cobayes vis-à-vis l'un ou l'autre de ces microorganismes. »

Ces conclusions, confirmées par M. Agro en 1894 (1), l'ont été encore dernièrement par M. Rodet (2) dans ses expériences sur les serums de moutons immunisés contre le B. coli et le B. d'Eberth. Pour ce dernier, les serums antityphiques et anticoliques ayant des propriétés identiques, l'emploi d'un serum-coli serait tout à fait justifié dans un essai de sérothérapie de la fièvre typhoïde.

Par ces résultats, on conçoit que l'hypothèse de l'unité des deux bactéries pourrait être en partie justifiée ; mais les expériences de Lœffler et Abel (3) nous montrent des conclusions opposées. En voici quelques-unes, des plus importantes (4) :

1° En traitant des chiens par des doses croissantes

(1) AGRO. Annales de micrographie, t. VI, p. 1, 1894.
(2) RODET. Soc. de biologie, 25 juillet 1896, p. 835 ; 2 oct. 1897, p. 866 ; 9 oct. 1897, p. 871.
(3) LŒFFLER et ABEL, Centralb. für Bakt., t. XIX, p. 57, 1896.
(4) Cette traduction exacte est empruntée aux Annales de micrographie, 1896.

de cultures virulentes du B. typhique ou de cultures du B. coli, on produit dans leur sang des substances douées de propriétés immunisantes spécifiques qui ne s'exercent qu'à l'égard de l'espèce bactérienne qui leur a donné naissance ;

2° Le serum ordinaire d'animaux non traités possède une action immunisante non seulement contre la dose mortelle simple des bacilles typhiques et coli, mais aussi contre des multiples peu élevés de cette dose. L'élévation de la dose dépend, jusqu'à un certain point, de la quantité de serum injecté;

3° L'action spécifique des substances immunisantes contenues dans le sang des animaux traités ne devient clairement manifeste que quand on injecte des doses de bactéries dont il s'agit, représentant un multiple de celles contre lesquelles on peut protéger l'animal par du serum normal;

4° Le serum typhique protège contre une dose un peu plus élevée de bacilles coli que ne le fait le serum normal, et, de même, le serum coli contre une dose un peu plus élevée de bacilles typhiques que le serum normal. *C'est par cette force immunisante respective un peu plus élevée que se traduit la parenté de ces deux espèces microbiennes.*

Il nous semble qu'après ces expériences, confirmant celles de Pfeiffer sur les serums et vibrions cholériques, et celles de MM. Chantemesse, Ramond et Remlinger, les dualistes, même sur le terrain qui jusqu'ici leur a été le moins favorable, ne sont pas encore battus.

CHAPITRE V

Réaction agglutinante du Bacille typhique et du Bacterium coli.

I. — AGGLUTINATION PAR LES SERUMS.

Découverte du Sérodiagnostic. — Les serums des individus en état d'infection microbienne, les serums des animaux immunisés contre ces infections et, jusqu'à un certain point, les serums des animaux normaux, possèdent, vis-à-vis des microbes pathogènes ou de leurs toxines, plusieurs propriétés qui ont été découvertes dans ces dernières années (propriétés bactéricide, antitoxique, préventive, lysogène, agglutinante).

Parmi ces propriétés, il en est une, la propriété agglutinante, qui a pris, depuis 1896, une importance considérable, d'une part au point de vue de ses applications au diagnostic clinique de certaines maladies et, de l'autre, au point de vue du diagnostic bactériologique ou de la différenciation des espèces microbiennes.

C'est particulièrement à ce dernier point de vue que nous nous placerons pour étudier la réaction agglutinante chez le B. typhique et le B. coli.

En 1889, MM. Charrin et Roger (1) constatèrent, les premiers, que le B. pyocyanique se développait en amas quand on l'ensemençait dans du serum de lapins immunisés contre l'infection due à ce bacille. Quelques années après, le même phénomène fut observé successivement par MM. Metchnikoff (2), Issaeff et Ivanoff(3) sur le pneumocoque et le vibrion d'Ivanoff.

Pfeiffer (4) découvrait en même temps, avec le vibrion cholérique, le phénomène qui porte son nom et qui consiste dans le fait suivant : si l'on inocule dans la cavité péritonéale d'un cobaye immunisé contre le choléra une certaine quantité d'émulsion de vibrions, ou si l'on injecte dans le péritoine d'un animal non immunisé, en même temps que de l'émulsion de vibrions, une petite dose de serum préventif, dans les deux cas, au bout d'un temps très court, vingt minutes à une heure au maximum, en

(1) Charrin et Roger. Soc. de biologie, 1889, p. 667, et C. R. Acad. des sciences, t. CIX, p. 710, 9 nov. 1889.

(2) Metchnikoff. Ann. de l'Inst. Pasteur, t. v, p. 473, 1891.

(3) Issaeff. Ann. de l'Inst. Pasteur, t. VII, p. 269, 1893. — Issaeff et Ivanoff. Zeitschrift für Hygiene, p. 122, 1894.

(4) Pfeiffer. Zeits. für Hyg., t. XVIII, p. 1, 1894, et t. XIX, p. 75, 1895.

examinant au microscope quelques gouttes de l'exsudat intra-péritonéal, on constate que les bacilles ont perdu, pour la plupart, leur forme normale allongée et leur mobilité. Ils se sont presque tous transformés en petits granules arrondis semblables à des cocci immobiles.

Pfeiffer considéra cette réaction comme spécifique des vibrions cholériques. Les autres vibrions ne présentant pas ce phénomène, il proposa de l'employer pour les différencier des vibrions du choléra. En 1896, Pfeiffer et Kolle (1) refirent la même expérience avec le B. d'Eberth en employant du serum antityphique et du serum des convalescents de fièvre typhoïde; mais le phénomène fut loin de se présenter d'une façon constante, comme pour le choléra.

La découverte de Pfeiffer eut un grand retentissement et suscita partout de nombreuses recherches pour la contrôler et la compléter. M. Metchnikoff(2) montra qu'on n'avait pas besoin d'un organisme vivant pour obtenir cette réaction et que le phénomène pouvait se produire *in vitro*, en ajoutant à une émulsion de vibrions un mélange de choléra-serum et de liquide péritonéal d'un animal normal non immunisé.

M. Bordet alla plus loin, en montrant que la transformation *in vitro* de certains vibrions cholériques pouvait être produite en employant seulement du

(1) PFEIFFER et KOLLE. Zeits. für Hyg., t. XXI, p. 203, 1896.
(2) METCHNIKOFF. Ann. de l'Inst. Pasteur, t. IX, p. 113, 1895.

serum d'animal vacciné (1) et même du serum d'a-
nimal normal (2). Mais il fit voir en même temps
qu'il existait entre ces deux serums une différence
d'activité des plus notables ; car, si on les diluait
dans une solution salée, les serums cholériques
seuls étaient actifs. On avait dès lors un procédé
rapide pour établir le diagnostic des vibrions cholériques, mais on ne pouvait guère l'employer avec
certitude pour différencier le B. typhique du B. coli,
puisque la réaction était inconstante.

C'est alors que Gruber (3) proposa de remplacer
le phénomène de Pfeiffer par une autre réaction
d'une spécificité plus rigoureuse, l'agglutination.
En se servant, d'après la méthode de Bordet, de serums dilués provenant d'animaux immunisés contre le choléra ou l'infection typhique, on pouvait
reconnaître, d'une façon sûre et précise, les vibrions
cholériques et différencier le B. d'Eberth des Colibacilles. Ces travaux de Gruber ayant été faits en
commun avec Durham, ces deux auteurs reprirent
la question d'une façon minutieuse et précisèrent la
méthode à suivre dans de nouveaux mémoires (4).

Pfeiffer, Kolle et Vagedes (5) confirmèrent bientôt les résultats de Gruber et Durham, en constatant

(1) Bordet. Ann. de l'Inst. Pasteur, 1895, p. 406.
(2) Ibid., p. 492.
(3) Gruber. Wiener klin. Woch., 12 et 19 mars 1896, p. 183 et 201.
(4) Gruber et Durham. Münch. med. Woch., 31 mars 1896, p. 285.
(5) Pfeiffer et Kolle. Deutsch. med. Woch., 19 mars 1896, p. 185, et Centralb.
für Bakt., t. XX, p. 129, 1896. — Pfeiffer et Vagedes. Centralb. für Bakt., t. XIX,
p. 385, 1896.

l'agglutination que subissait le B. typhique ou les vibrions cholériques lorsqu'on les ensemençait dans du bouillon neuf additionné de serum d'animaux immunisés. Ces auteurs montrèrent, en outre, que la réaction de Pfeiffer ou propriété lysogène, se produisant dans l'organisme vivant, n'avait rien de commun avec la réaction agglutinante qui se produisait *in vitro*, et qu'on avait confondu à tort ces deux propriétés.

La réaction agglutinante, utilisée dès lors pour la différenciation des espèces microbiennes, allait bientôt servir pour le diagnostic clinique. Tous les bactériologistes précédents avaient vu dans ce phénomène une réaction d'immunité; l'idée absolument personnelle et originale de M. Widal est d'y avoir vu une réaction d'infection.

MM. Chantemesse et Widal (1) avaient déjà montré, en 1892, que non seulement le serum des convalescents de fièvre typhoïde, mais encore le serum des malades en pleine période fébrile, pouvait acquérir quelquefois des propriétés préventives pour les animaux. En partant de ce fait, M. Widal eut l'idée que pendant le cours de la fièvre typhoïde et même au début de la maladie le serum des malades pourrait avoir la propriété d'agglutiner *in vitro* les bacilles typhiques épars dans un bouillon de culture. L'expérience confirma pleinement cette idée et, le 26 juin 1896, les premiers résultats furent an-

---

(1) CHANTEMESSE et WIDAL. Ann. de l'Inst. Pasteur, t. VI, p. 755, nov. 1892.

noncés à la Société médicale des Hôpitaux (1).
Dans cette communication célèbre, M Widal proposa d'appliquer le phénomène de l'agglutination
au diagnostic de la fièvre typhoïde.

La grande valeur du sérodiagnostic fut bientôt
confirmée, en France et à l'étranger, par une quantité
énorme d'observations favorables à la méthode.
Parmi les statistiques les plus importantes, nous
citerons celle de M. Widal (2), qui a obtenu, sur
163 cas de fièvre typhoïde, 162 fois un sérodiagnostic positif, et celle de M. P. Courmont (3), où la séroréaction n'a jamais fait défaut chez 167 typhiques,
au début de la maladie ou à la période d'état.

Une quantité considérable de travaux ont été
publiés, depuis 1896, sur la réaction agglutinante et
ses applications. Parmi les plus importants on doit
signaler celui de MM. Widal et Sicard (4) et la
thèse de M. Bensaude (5), parus en 1897.

M. Widal a parfaitement précisé, dans son travail,
la part qui revient à chacun dans la découverte de
ces phénomènes : le fait d'avoir constaté l'agglutination des microbes sous l'influence des serums
dilués des animaux immunisés appartient à M. Bordet. « Il reste à M. Gruber d'avoir, avec M. Durham,
employé le serum dilué des immunisés pour la diffé-

(1) WIDAL. Bullet de la Soc. médic. des hôp., 26 Juin 1896, p. 561, et Presse médicale, 27 Juin 1896, no 52.
(2) WIDAL et SICARD. Ann. de l'Inst. Pasteur, t. XI, p. 185, mai 1897.
(3) P. COURMONT. Soc. de biologie, 29 mai 1897, p. 528.
(4) WIDAL et SICARD. Ann. de l'Inst. Pasteur, t. XI, p. 351, mai 1897.
(5) BENSAUDE. Thèse de Paris, juillet 1897.

renciation des microbes d'espèces voisines. Quant
à la conception du sérodiagnostic, j'en ai assumé,
le 26 juin 1896, toute la responsabilité. »

Phénomène de la séroréaction. — Après avoir
décrit le phénomène de la séroréaction, nous examinerons une question des plus délicates : sa spécificité.
Nous serons amené, par suite, à décrire la mensuration du pouvoir agglutinant et la technique à suivre
pour différencier le B. d'Eberth des diverses variétés de B. coli.

Si l'on examine au microscope, sans coloration,
une goutte de culture en bouillon de B. d'Eberth,
on voit qu'elle est parcourue en tous sens par des
bacilles isolés et mobiles. Mais si l'on ajoute à
10 gouttes de culture, par exemple, 1 goutte de
serum de typhique ou d'animal immunisé et que l'on
porte une goutte de ce mélange sous le microscope, on
voit se produire un phénomène des plus saisissants.
Les bacilles ne restent plus isolés : ils perdent leur
mobilité et se groupent en amas ; « ils s'agglutinent
de façon à former de gros îlots », et entre ces amas
on aperçoit quelques rares bacilles libres et mobiles.
C'est la réaction microscopique, instantanée ou ex-
temporanée *(Pl. I, fig. 8).*

Mais on peut encore observer le phénomène à
l'œil nu. Si, à une culture en bouillon de B. d'Eberth
datant de vingt-quatre à quarante-huit heures, on
ajoute, dans les mêmes proportions que tout à l'heure,
du serum d'animal immunisé ou du serum de typhi-

que, et qu'on la remette à l'étuve à 37°, on constate, au bout d'un temps plus ou moins long (généralement de quelques minutes à une heure), que le bouillon a perdu son trouble uniforme. Dans toute la masse du liquide on voit se former des grumeaux qui ne tardent pas à se réunir au fond du tube, et le bouillon est complètement clarifié. C'est la réaction macroscopique, lente, ou clarification du bouillon.

Spécificité de la séroréaction. — Puisque l'agglutination par les serums typhiques sert aujourd'hui à différencier le B. d'Eberth des Colibacilles, il importe avant tout d'établir sa spécificité, et pour cela il faut répondre à deux questions :

1° Le B. d'Eberth est-il le seul microbe agglutinable par un serum typhique ?

2° Le B. d'Eberth ne peut-il être agglutiné par un serum non typhique ?

Examinons d'abord les faits qui se rapportent à la première question.

M. Gruber (1) a trouvé un échantillon de B. enteritidis de Gaertner, faisant fermenter la lactose, qui se laissait agglutiner par du serum typhique concentré. Mais, en employant une dilution de serum suffisante, il a observé dans l'agglutination une différence manifeste entre ce bacille et le B. d'Eberth.

M. P. Courmont (2) a expérimenté les serums

(1) GRUBER et DURHAM, Münch. med. Woch, 31 mars 1896, p. 285.
(2) P. COURMONT, Soc. de biologie, 25 juillet 1896, p. 819.

de dix typhiques sur le B. coli, et il a toujours constaté une action positive, au moins partielle, de ces
serums sur les cultures de Coli en employant des
doses à 1 p. 10, comme pour le B typhique. Au
microscope, il a vu une fois des amas bacillaires
moins gros, il est vrai, que ceux du B. d'Eberth,
mais aussi stables et aussi nets. Il a surtout constaté d'une façon constante le développement en
grumeaux des cultures de Coli ensemencées en
présence du serum typhique. Il a encore observé la
même action agglutinante sur le B. de Lœffler et sur
le Staphylocoque.

MM. Gilbert et Fournier (1) ont étudié l'action
des serums typhiques sur le bacille de la psittacose,
et ils ont vu l'agglutination se produire ; mais ils ont
remarqué qu'elle était moins nette qu'avec le B.
d'Eberth : les amas étaient plus petits et les bacilles
restés libres beaucoup plus nombreux. La différence
devenait encore plus nette quand ils employaient
des dilutions de serum plus étendues.

MM. Achard et Bensaude (2) ont vu aussi que le
serum typhique agglutinait des bacilles très voisins
du B. d'Eberth. Ces bacilles n'en différaient que par
quelques caractères, tels que celui du réensemencement sur les vieilles cultures, et ont été appelés,
par ces auteurs, paratyphiques.

(1) GILBERT et FOURNIER Bullet de l'Ac. de méd., 20 octobre 1896, et Soc. de biologie, 19 déc. 1896, p. 1099.
(2) ACHARD et BENSAUDE. Soc. de biologie, 21 nov. 1896, p. 916.

MM. Widal et Nobécourt (1) ont trouvé un serum
typhique agglutinant le B. d'Eberth à 1 p. 1000, qui
agglutinait à 1 p. 50 un paracolibacille isolé d'une
thyroïdite. Un autre serum typhique agglutinant à
1 p. 8000 le B. d'Eberth, agglutinait ce même paracoli à 1 p. 400, et un serum d'âne immunisé,
agglutinatif à 1 p. 45000 pour le B. typhique,
agglutinait ce microbe à 1 p. 700.

M. Rodet (2), essayant l'action d'un serum antityphique de mouton sur un colibacille, a vu que ce
dernier était agglutiné à 1 p. 20 et à 1 p. 100, et
M. Van de Velde (3), sur vingt-cinq échantillons
de B. coli, en a trouvé vingt qui étaient agglutinés
à 1 p. 10 et à 1 p. 100 par du serum de cheval immunisé contre le B. d'Eberth.

Enfin, il faut encore citer, comme se laissant agglutiner par du serum typhique, le B. fœcalis alcaligenes de Petruschky (4), le bacille de la bactérié-
mie des veaux (5), et une variété de colibacille donnant de l'indol et faisant fermenter la lactose, qui a
été nettement agglutiné par du serum typhique à
1 p. 50 (6).

Pour la deuxième question, nous allons trouver
des faits de deux ordres, les uns cliniques, les autres expérimentaux.

(1) WIDAL et NOBÉCOURT. Semaine médicale, 4 août 1897, p. 285.
(2) RODET. Soc. de biologie, 25 juillet 1896, p. 845.
(3) VAN DE VELDE. Bullet. de l'Ac. de méd. de Belgique, t. XI, p. 253, 1897.
(4) PETRUSCHKY. Centralb, für Bakt., t. XIX, p. 187, 1896.
(5) THOMASSEN. Annales de l'Inst. Pasteur, t. XI, p. 540, 1897.
(6) ZIEMKE. Deutsch. med. Woch., 8 avril 1897, p. 237.

En 1897, MM. Ferrand et Theoari (1) ont présenté une observation qui concernait un homme de vingt ans, entré à l'hôpital avec un aspect typhique manifeste et une adénite axillaire consécutive à une piqûre de l'index gauche. La séroréaction, recherchée à 1 p. 10 pendant trois fois, fut négative la première et positive pour les deux autres. Or, l'autopsie ne révéla que des lésions d'une septicémie grave, et l'ensemencement de la rate donna une culture pure de Streptocoque.

La même année, M. Jez (2) a publié une autre observation dans laquelle il s'agissait d'une femme de vingt-trois ans présentant tous les symptômes d'une méningite cérébrale et n'ayant jamais eu auparavant la fièvre typhoïde. A l'autopsie, on trouva une méningite tuberculeuse et une infiltration tuberculeuse des deux sommets. Or, la séroréaction avait été positive à 1 p. 10 par l'examen microscopique extemporané et par le procédé de culture à l'étuve.

D'autre part, MM. Achard et Bensaude (3) ont signalé les premiers, dans une infection due au B. de Nocard, l'agglutination de quelques échantillons de B. d'Eberth à 1 p. 10, et plusieurs autres cliniciens ont signalé des cas où les serums de sujets non atteints de fièvre typhoïde et ne l'ayant pas eue précédemment pouvaient agglutiner le B. d'Eberth

(1) FERRAND et THÉOARI. Soc. méd. des hôp., 22 janv. 1897, p. 101.
(2) JEZ. Wiener med. Woch., 1897, p. 98.
(3) ACHARD et BENSAUDE. Soc méd. des hôp., 27 nov. 1896, p. 522.

dans les proportions que voici : Ziemke (1) a publié
5 cas où il agglutinait à 1 p. 10 et 1 cas à 1 p. 20.
Du Mesnil de Rochemont (2) a vu l'agglutination
une fois à 1 p. 20 et une autre à 1 p. 30, et Van Oordt (3)
une fois à 1 p. 40.

M. Stern (4) a expérimenté les serums de 70 sujets non typhiques et a observé l'agglutination du
B. d'Eberth, avec 20 d'entre eux, 13 fois à 1 p. 10,
5 fois à 1 p. 20 et 2 fois il y avait encore des traces
d'agglutination à 1 p. 30.

Si nous passons aux faits expérimentaux, nous
allons en trouver un certain nombre aboutissant à
des résultats analogues.

M. Bordet (5) a observé que le serum de certains
animaux normaux, non vaccinés, pouvait exercer
un pouvoir agglutinant très manifeste sur un grand
nombre de microbes pathogènes : B. d'Ebert, B. coli,
vibrion cholérique, vibrion de Metchnikoff, B. du
tétanos, Streptocoque.

D'autres expérimentateurs ont vu aussi que le serum normal de l'homme, employé dans certaines
proportions, pouvait agglutiner le B. d'Eberth, le
B. Coli et le vibrion cholérique.

M. Van de Velde (6), qui a expérimenté sur
16 échantillons de B. d'Eberth, en a trouvé 2 qui

(1) ZIEMKE. Deutsch. med. Woch., 8 avril 1897, p. 231.
(2) DU MESNIL DE ROCHEMONT. Münch. med. Woch., 2 févr. 1897, p. 105.
(3) VAN OORDT. Münch. med. Woch., 30 mars 1897, p. 327.
(4) STERN. Centralb. für innere Medicin, 5 déc. 1896, p. 1249.
(5) BORDET. Annales de l'Inst. Pasteur, t. x, p. 201, avril 1896.
(6) VAN DE VELDE. Bullet. de l'Ac. de méd. de Belgique, t. XI, p. 209, 1897.

étaient agglutinés par du serum-coli de cheval à
1 pour 100 et 5 qui étaient agglutinés par du serum normal dans la même proportion; mais, à
1 pour 100, aucun n'était agglutiné par ces deux serums.

MM. Widal et Sicard (1), qui ont examiné le pouvoir agglutinant des serums de chevaux, d'ânes ou
de lapins normaux, ont trouvé dans quelques cas un
pouvoir agglutinant qui oscillait entre 1 p. 30 et
1 p. 50.

En 1896, M. Rodet (2), ayant immunisé des moutons contre le B. d'Eberth et contre le B. coli, a obtenu des serums d'un pouvoir agglutinant élevé. En
faisant agir réciproquement ces serums sur l'un et
l'autre bacille, il a vu que, si le B. coli était presque
inerte en présence du serum-Eberth, le B. d'Eberth
était assez sensible à l'action du serum-coli employé dans les proportions de 1 p. 10 ou 1 p. 15. Il
se formait dans le bouillon de petits grumeaux appréciables à l'œil nu au bout de quelques heures et
une précipitation lente qui pouvait amener la clarification presque totale du liquide en vingt-quatre
heures.

Poursuivant ses expériences, M. Rodet (3) a publié, en 1897, de nouveaux résultats qui montrent
que 4 échantillons de B. d'Eberth étaient agglutinés à 1 pour 100 aussi bien par du serum-coli

(1) WIDAL et SICARD. Annales de l'Inst. Pasteur, t. XI, p. 389, mai 1897.
(2) RODET. Société de biologie, 25 juillet 1896, p. 835.
(3) RODET. Société de biologie, 9 oct. 1897, p. 874.

de mouton que par du serum-Eberth. Sur 3 échantillons, l'agglutination à 1 p. 20 était même plus rapide avec le serum-coli qu'avec le serum-Eberth.

De ses expériences M. Rodet tire des conclusions dont nous citons textuellement la partie suivante : « En présence de certains serums d'animaux immunisés, il y a beaucoup moins de différence entre l'ensemble des races dites bacille d'Eberth, d'une part, et les races de Coli, d'autre part, qu'il n'y en a entre les divers échantillons de bacille d'Eberth comparés les uns aux autres, et surtout entre les diverses races de Coli; en d'autres termes, par la réaction agglutinative, le bacille d'Eberth se distingue moins du B. coli que les diverses variétés de ce dernier ne se distinguent entre elles. »

De l'ensemble de ces divers faits, cliniques ou expérimentaux, la réponse aux deux questions posées plus haut paraît se dégager clairement. D'une part, le B. d'Eberth n'est pas le seul microbe agglutinable par le serum typhique, et, d'autre part, il peut être agglutiné par des serums non typhiques, normaux, pathologiques ou immunisants.

Ces faits sembleraient donc prouver que la spécificité de la séroréaction n'existe pas et que ce procédé, employé dans la différenciation de nos deux espèces microbiennes, n'a pas plus de valeur que les autres, puisqu'il repose sur un caractère tout aussi contingent, sinon plus, que la plupart de ceux

que nous connaissons. Nous allons voir, heureuse-
ment, qu'il n'en est rien.

Si nous reprenons les faits de la première question, qui montrent que d'autres microbes que le B.
d'Eberth peuvent être agglutinés par des serums
typhiques, nous remarquons que les expérimentateurs qui ont cherché si, sous l'influence d'un même
serum, une différence existait entre l'agglutination
du B. d'Eberth et celle d'un autre microbe, ont
trouvé cette différence dans le degré du pouvoir agglutinant (Gruber, Gilbert et Fournier, Widal et Nobécourt). Nous voyons déjà que pour apprécier le
phénomène il ne suffit pas de constater l'agglutination, il faut chercher à quel degré et dans quelles limites elle s'exerce.

Quant aux faits de la seconde série, qui nous ont
montré que des serums non typhiques pouvaient
agglutiner le B. d'Eberth, certaines observations
cliniques ne constituent pas des arguments sérieux
contre la valeur de la séroréaction. C'est particulièrement le cas de MM. Ferrand et Theoari, où
l'agglutination n'a pas été cherchée au-delà de 1 p.
10, et celui de M. Jez, où le pouvoir agglutinant n'a
pas été mesuré et où rien ne prouve que l'infection
eberthienne n'existait pas, puisque l'ensemencement de la rate n'a pas été fait à l'autopsie.

Pour les autres observations présentées avec la
mensuration du pouvoir agglutinatif, elles ont, par
ce fait même, une réelle valeur. Mais il est assez difficile de comparer les résultats obtenus par les

divers cliniciens, car ils se sont servis de procédés différents pour mesurer le pouvoir agglutinatif, soit dans l'examen microscopique, soit dans l'examen macroscopique.

Même en faisant abstraction de ces critiques et de ces remarques, si l'on suppose que toutes les observations sont inattaquables et que la technique employée a partout été la même, on peut remarquer que, sur des milliers de cas où la séroréaction a été recherchée, ceux où elle a été positive, en dehors de la fièvre typhoïde, sont exceptionnels. C'est ce que nous montre la statistique suivante, établie par M. Bensaude (1) :

1 fois dans une dilution	....	à 1 p. 40
1	—	—	....	à 1 p. 30
7	—	—	....	à 1 p. 20
30	—	—	....	à 1 p. 10

Nous voyons donc que si un serum humain non typhique peut agglutiner le B. d'Eberth, c'est avec des dilutions assez concentrées, et l'agglutination devient de plus en plus rare à mesure que les dilutions sont plus étendues. Comme le fait remarquer M. Widal, chez l'homme personne n'a signalé d'agglutination avec un serum non typhique employé dans la proportion de 1 p. 50.

Ceci nous montre donc bien la spécificité de la

(1) Bensaude. Thèse de Paris, p. 90, juillet 1897.

séroréaction et la valeur du sérodiagnostic de la
fièvre typhoïde, qui d'ailleurs a été reconnue partout. Mais les faits expérimentaux de la seconde
série apportent-ils des arguments plus décisifs contre cette spécificité et contre la valeur de la séroréaction, en tant que procédé servant à différencier
le B. d'Eberth du B. coli? Nous allons voir que non,
et, malgré les conclusions que M. Rodet tire de ses
expériences, la valeur du sérodiagnostic des microbes reste intacte.

Nous avons vu que M. Rodet (1) a trouvé que
4 échantillons de B. d'Eberth étaient agglutinés à
1 p. 100 par du serum de mouton immunisé contre
un colibacille aussi bien que par du serum de mouton immunisé contre un bacille typhique. Mais il
est probable que si ce bactériologiste avait cherché
les quantités minima de serum-Eberth ou de serum-
coli capables d'agglutiner un coli et un b. d'Eberth,
il aurait trouvé une différence très notable entre ces
deux microbes. Ne voyons-nous pas, dans les expériences de MM. Widal et Nobécourt (2), les mêmes
différences exister entre un paracoli et un bacille
d'Eberth sous l'influence d'un serum-Eberth d'un
très haut pouvoir agglutinant? Tandis que le paracoli était agglutiné à 1 p. 700, le bacille typhique
l'était à 1 p. 45000.

D'ailleurs, MM. Widal et Sicard n'ont trouvé, dans
les critiques adressées à leur méthode, que des ar-

(1) RODET. Soc. de biologie, 9 oct. 1897, p. 874.
(2) WIDAL et NOBÉCOURT. Semaine médicale, 4 août 1897, p. 285.

guments de plus en faveur de la spécificité de la
séroréaction, et nous ne saurions mieux faire que
de les citer textuellement (1) :

« Lorsque, sous l'influence d'une infection, le serum d'un animal devient agglutinant pour le microbe
infectant, cette action agglutinante ainsi acquise ou
exagérée, si elle manquait à ce serum quelques
jours auparavant, est spécifique pour ce microbe,
dans l'acception rigoureuse du mot, comme est spécifique l'immunité acquise. Le microbe inoculé a
impressionné de telle façon le serum de l'animal in-
fecté que ce serum, mis en présence d'un microbe
de même espèce, reconnait ce microbe et témoigne
de sa spécificité par la réaction agglutinante. Par
contre, il reste en général sans action sur les microbes d'espèce éloignée. Bien plus, le serum est tellement marqué au sceau du microbe infectant que, mis
en présence d'espèces voisines appartenant au
même groupe familial, il trahit leur communauté de
races par une réaction agglutinante qui semble parfois presque proportionnelle à leur degré de parenté.

« Si, dans un autre ordre d'idées, passant de la
théorie à la pratique, le bactériologiste, pour les besoins de la technique, cherche à employer la réaction
agglutinante d'un serum spécifique pour le diagnostic microbiologique, il doit savoir que l'action
agglutinante de ce serum n'est pas rigoureusement
limitée au microbe infectant ; qu'elle peut s'exercer,

1) WIDAL et SICARD. Ann. de l'Inst. Pasteur, t. XI, p. 390, mai 1897.

mais à des degrés différents, sur les espèces voisines.
Son rôle n'est donc pas de rechercher seulement
les conditions dans lesquelles un même serum
agglutine, d'une façon à peu près identique, deux
microbes d'espèces voisines, mais surtout de rechercher les conditions dans lesquelles l'agglutination diffère et peut fournir un procédé de diagnostic. »

Ces considérations nous indiquent que pour différencier des microbes d'espèces voisines il y a une
marche à suivre, de laquelle on ne doit pas se dépar-
tir si l'on ne veut pas s'exposer à rendre sans valeur le procédé qui peut aujourd'hui nous donner le
plus de certitude.

Mais, avant d'aborder la technique, il est encore
nécessaire d'examiner une autre question très importante, car elle touche aussi à la spécificité du B.
d'Eberth : c'est celle de savoir comment se comportent les serums typhiques sur les échantillons de B.
d'Eberth de diverses provenances.

Durham (1) a essayé l'action du serum d'un animal immunisé contre l'infection typhique sur
19 échantillons de B. d'Eberth provenant de divers
pays et n'a constaté que des différences insignifiantes, portant sur le temps que l'agglutination mettait
à se produire.

MM. Achard et Bensaude (2) ont fait des recher-

(1) DURHAM. Journal of pathology and bacteriology, juillet 1896, p. 35.
(2) ACHARD et BENSAUDE. Soc. de biologie, 21 nov. 1896, p. 940, et Presse médicale, 25 nov. 1896. — BENSAUDE. Th. de Paris, p. 64, 1897.

ches sur 20 échantillons de B. d'Eberth par le procédé extemporané et ont vu que, si certains échantillons se laissent mieux agglutiner que d'autres par les différents serums, dans la plupart des cas il n'y a que des différences légères portant sur la rapidité de l'agglutination et sur le volume des amas. Ils rapportent cependant un cas où le serum d'un malade est resté inactif pour 8 échantillons.

D'autre part, MM. Widal et Sicard (1), qui ont expérimenté sur 26 échantillons de bacilles européens ou exotiques, n'ont jamais observé que des différences sans importance et qui d'ailleurs n'étaient pas constantes. Certains échantillons, par exemple, qui étaient mieux agglutinés que d'autres par un serum, ne l'étaient pas davantage ou l'étaient moins si on les mettait en présence d'un deuxième serum. Ils ont vu que ces différences étaient d'un ordre trop faible pour en tenir compte dans la pratique du sérodiagnostic.

M. C. Fraenkel (2), en opérant sur 5 échantillons de B. d'Eberth, est arrivé aux mêmes conclusions.

Cependant, quelques auteurs ont présenté à ce sujet des opinions différentes. M. Van de Velde (3) est celui qui paraît avoir constaté les différences les plus considérables : sur 20 échantillons il en a trouvé 1 qui n'a pas été agglutiné à 1 p. 10 par les serums de deux typhiques et 2 qui ne l'ont

(1) WIDAL et SICARD. Ann. de l'Inst. Pasteur, t. xi, p. 384, mai 1897.

(2) C. FRAENKEL. Deutsch. med. Woch., 15 avril 1897, p. 844.

(3) VAN DE VELDE. Bullet. de l'Ac. de méd. de Belgique, t. xi, p. 364, 1897.

pas été à la même proportion par du serum de cheval immunisé depuis un an contre le B. d'Eberth.
De plus, sur 16 échantillons isolés de la rate d'une
femme morte de fièvre typhoïde, il en a trouvé qui
présentaient entre eux des différences très sensibles au sujet de leur sensibilité vis-à-vis d'un même
serum.

Certains bactériologistes ne sont pas non plus
d'accord au sujet de l'influence que peut avoir la virulence et l'âge des cultures sur la sensibilité à l'agglutination.

M. Kolle (1) a prétendu que les échantillons peu
virulents ou atténués par une longue végétation sur
les milieux artificiels se laissaient agglutiner plus
facilement que les bacilles virulents. M. Gruber (2)
a soutenu aussi que les bacilles peu virulents
étaient plus sensibles à l'action du serum, mais que
les passages de culture en culture ne modifiaient
pas la virulence ou la sensibilité à l'agglutination.
Pour MM. Johnston et Taggart, ce sont les cultures
rarement renouvelées qui sont les moins sensibles.

Que faut-il penser de ces divergences d'opinions
entre les bactériologistes? D'un côté, nous voyons
que les uns, sur un grand nombre d'échantillons de
provenances les plus diverses, ne trouvent que des
différences insignifiantes dans leur agglutination
par un même serum, et, de l'autre, M. Van de Velde

(1) KOLLE. Deutsch. med. Woch., 25 févr. 1897, p. 132.
(2) GRUBER. Münch med. Woch., 27 avril 1897, p. 435.

qui, sur 20 échantillons, en trouve un qui ne réagit
pas à 1 p. 10 sous l'action de 3 serums, un autre qui
ne réagit pas sous l'action du serum d'un cheval immunisé et, de plus, qui observe entre des échantillons
de même provenance des différences très considérables. Entre M. Widal, qui regarde naturellement,
d'après les résultats qu'il a obtenus, cette égalité
presque complète des divers échantillons de B.
d'Eberth vis-à-vis de la réaction agglutinante
comme une nouvelle preuve de la spécificité de ce
bacille, et M. Van de Velde, au contraire, qui considère que chaque échantillon manifeste vis-à-vis
d'un serum son individualité propre, il est assez
difficile d'émettre une opinion ferme.

Il est cependant permis de considérer comme
exceptionnels les échantillons qui n'ont pas réagi à
1 p. 10 sous l'influence des serums de M. Van de
Velde, et il serait même intéressant de savoir si l'é-
chantillon qui n'a été agglutiné par aucun de ces
trois serums l'a jamais été par un serum typhique
quelconque ; car il nous semble qu'un bacille, malgré
qu'il présente tous les caractères éberthiens, s'il n'est
pas agglutiné par des serums typhiques, surtout à
1. p. 10, peut être considéré comme d'une identité
très douteuse.

Quoi qu'il en soit, ceci n'est pas fait pour diminuer
la difficulté du sérodiagnostic du B. typhique. En
effet, si un serum d'animal immunisé agglutine tous
les échantillons de B. typhique à des degrés divers,
mais très voisins, on pourra savoir, en mesurant le

pouvoir agglutinant pour quelques-uns, dans quelles limites l'agglutination pourra être considérée comme spécifique. Au contraire, s'il agglutine les divers échantillons à des degrés très éloignés, on ne pourra considérer comme spécifiques que les agglutinations produites avec les proportions de serum les plus faibles. Avec des proportions plus fortes, capables d'agglutiner des microbes autres que les bacilles typhiques, on n'aura que des probabilités sur l'identité d'un microbe, mais pas de certitude.

Pour mieux fixer les idées, nous pouvons prendre un exemple dans les expériences de M. Van de Velde (1). Deux bacilles typhiques de même provenance (les échantillons 11 et 12) se comportent d'une façon très différente. Tandis que l'échantillon 11 est agglutiné à 1 p. 500 par un serum antityphique, l'échantillon 12 ne présente à 1 p. 100 qu'une réaction douteuse ; elle est nette, il est vrai, à 1 p. 10, mais à ces deux titres de 1 p. 10 et 1 p. 100 le même serum agglutine 20 échantillons de colibacilles. Ces deux dernières réactions n'ont ainsi aucune valeur pour caractériser ce bacille typhique. Il serait donc très important de savoir d'une façon précise si les résultats obtenus par M. Van de Velde ne sont qu'exceptionnels, et cela nécessiterait une série de recherches, avec plusieurs serums d'animaux immunisés, sur un grand nombre de bacilles typhiques de provenances diverses.

(1) VAN DE VELDE, *loc. cit*, p. 269 à 275.

*Technique du Sérodiagnostic du Bacille typhi-
que.* — Nous n'avons à nous occuper ici que du
sérodiagnostic du B. d'Eberth; mais la technique
à suivre est la même que pour le sérodiagnostic
de la fièvre typhoïde; les termes du problème sont
seulement renversés. Dans le dernier cas on cherche si un serum de malade provoque l'agglutination
d'un bacille typhique authentique : le serum est le
terme inconnu. Au contraire, dans le premier cas
on cherche si un bacille réagit sous l'influence d'un
serum typhique d'origine connue : le terme inconnu
est ici le bacille.

Etant en possession d'un serum d'origine sûrement typhique, qu'il provienne d'un malade ou
mieux encore d'un animal immunisé, il faut d'a-
bord se demander dans quelles proportions on
doit employer ce serum. Si la question est résolue
pour le sérodiagnostic clinique, elle ne le paraît
pas du tout pour le sérodiagnostic du B. d'Eberth.
Les expériences de MM. Widal et Nobécourt (1)
semblent nous montrer qu'il ne peut y avoir de
règle fixe et que les proportions doivent varier
avec chaque serum. En effet, ces expériences
nous font voir qu'un serum typhique agglutinant
le B. d'Eberth à 1 p. 1000 agglutinait un paracolibacille voisin à 1 p. 50. Un autre serum agglutinant à 1 p. 8000 le B. d'Eberth agglutinait ce
même paracoli à 1 p. 400, et un troisième serum

(1) WIDAL et NOBÉCOURT. Semaine médicale, 4 août 1897, p. 285.

agglutinatif pour le B. typhique à 1 p. 45000 agglutinait ce microbe à 1 p. 700.

Ceci prouve que, plus le pouvoir agglutinant d'un serum typhique est élevé pour le B. d'Eberth, plus il est élevé aussi pour les microbes de races voisines, mais sans qu'il y ait de différence proportionnelle entre ces deux degrés Il faudra donc choisir, suivant le serum que l'on utilisera, une dilution telle qu'elle ne puisse agglutiner que les bacilles typhiques. C'est là le point le plus difficile.

Il nous semble cependant, si l'on se base sur les expériences précédentes, qu'avec un serum qui agglutine à 1 p. 10000 ou au-dessus, on peut se contenter d'employer une dilution à 1 p. 1000 et, si son pouvoir n'arrive qu'à 1 p. 1000 ou 1 p. 500, on peut employer une dilution à 1 p. 100.

Du reste, pour éviter toute cause d'erreur avec un serum donné, il sera nécessaire de mesurer son pouvoir agglutinant sur quelques échantillons de B. d'Eberth, et en même temps sur plusieurs échantillons de colibacilles et de paracolibacilles. On saura ainsi avec quelles proportions de serum l'agglutination pourra être considérée comme rigoureusement spécifique et on se sera conformé, de plus, aux indications données par MM. Widal et Sicard pour différencier des microbes d'espèces voisines (1).

Nous avons déjà vu que l'agglutination pouvait être recherchée par deux procédés : l'examen mi-

(1) WIDAL et SICARD. Soc. de biologie, 28 nov. 1896, p. 991, et Presse médicale, 8 déc. 1896.

croscopique extemporané et le procédé des cultures ou examen macroscopique lent. Voici la technique à suivre dans les deux cas.

Procédé microscopique. — On a une culture en
bouillon du bacille dont on recherche l'identité. On
prélève, par aspiration, avec une pipette stérilisée,
une certaine quantité de cette culture et on en
laisse tomber 29 gouttes, par exemple, dans un
verre de montre très propre ; on y ajoute 1 goutte
de serum qu'on a prélevé avec une pipette de même
calibre que la première, et on a soin de mélanger le
tout : on a ainsi un mélange à 1 p. 30 (1). Avec une
troisième pipette, on dépose une petite goutte du
mélange sur une lame, on la recouvre d'une lamelle
et on examine au microscope (objectif à immersion,
sans concentrateur, miroir concave).

La réaction peut se produire presque aussitôt
d'une façon typique. Lorsque le pouvoir agglutinatif est intense, les bacilles forment immédiatement, par leur réunion, des amas aussi compacts
à la périphérie qu'au centre et, entre ces amas,
on voit quelques rares bacilles isolés et mobiles.

Lorsque le pouvoir agglutinatif est peu intense,
on aperçoit surtout la formation des centres agglu-

(1) L'emploi des pipettes de même calibre est nécessaire pour avoir des
gouttes de culture et de serum aussi égales que possible. Pour les obtenir, on
étire à la flamme des tubes de verre vers leur milieu, on bouche à la ouate
leurs deux extrémités et on les stérilise. Pour s'en servir, on n'a ensuite qu'à
les casser au milieu de l'effilure et, avec un tube, on a deux pipettes de calibres
sensiblement égaux.

tinatifs. On voit des îlots de bacilles qui ne sont pas fortement accolés les uns aux autres ; mais, en examinant un moment un de ces îlots, on voit peu à peu d'autres bacilles qui sont attirés vers ce centre agglutinatif, s'y accolent souvent par un bout et impriment à l'autre extrémité un mouvement de rotation très rapide, comme s'ils essayaient de s'arracher de cet amas.

Entre les îlots on voit un certain nombre de bacilles plus ou moins mobiles et quelques-uns complètement arrêtés. Dans tous les cas l'immobilisation seule des bacilles ou l'aspect d'un îlot ne suffit pas pour caractériser le phénomène. « La préparation, pour être caractéristique, doit présenter des amas nombreux, confluents, parsemant tous les points de la préparation à la façon des îlots d'un archipel. »

Si, au bout d'une demi-heure, la réaction n'est pas absolument caractéristique, on peut considérer le résultat comme négatif, tout au moins avec la proportion de sérum employée.

Il faut, autant que possible, se servir d'une culture jeune, de 24 à 48 heures par exemple, car dans les cultures plus âgées il existe, le plus souvent, de faux amas qui se sont formés spontanément et que l'on pourrait confondre avec des agglutinations vraies. Pour éviter la formation de ces faux amas, MM. Nicolle et Halipré (1) conseillent d'employer des cultures faites dans l'eau peptonée à

(1) NICOLLE et HALIPRÉ. Presse médicale, 25 juillet 1896, p. 351.

11

1. p. 100 et M. P. Courmont (1) recommande le milieu que voici :

Peptone	2 gr.
Glucose ou glycérine	1
Eau	100

Alcaliniser avec une solution de carbonate de soude.

Dans tous les cas, on doit toujours examiner la culture au microscope, avant l'addition du serum, pour s'assurer qu'elle ne présente pas des amas.

Procédé des cultures. — Pour employer ce procédé, il faut avoir aussi une culture jeune en bouillon du bacille à étudier. Avec une pipette stérilisée on prélève une certaine quantité de la culture et on en laisse tomber un nombre de gouttes déterminé dans un tube à essai, 50 gouttes par exemple. Il est très commode, pour cette opération, de se servir de tubes à essai de petit calibre, de 6 à 8 $^{m/m}$ de diamètre par exemple. (Il est d'ailleurs très facile de fabriquer soi-même de ces tubes à petit calibre. On choisit des tubes de verre ordinaires d'un diamètre convenable, on les divise à la lime en parties d'égale longueur et on ferme ensuite à la flamme du chalumeau une des extrémités de chaque petit tube.) Avec une deuxième pipette de même calibre on ajoute à cette culture 1 goutte de serum. On

(1) P. COURMONT. Province médicale, 13 déc. 1896.

rebouche le tube à la ouate, on l'agite pour bien mélanger le tout et on le porte à l'étuve à 37°.

Au bout d'un certain temps, on voit que de petits grumeaux se forment dans la culture qui, par suite, perd son trouble uniforme. Si le pouvoir agglutinant est intense, ces grumeaux ne tardent pas à se précipiter au fond du tube et le bouillon devient complètement clair. Si le pouvoir est moins intense, il se forme bien des grumeaux dans la culture et un précipité plus ou moins abondant, mais le bouillon n'arrive pas à être complètement clarifié.

L'agglutination se manifeste généralement au bout d'un temps qui varie de quelques minutes à une heure. Si elle ne s'est pas produite au bout de deux heures, on doit considérer le résultat comme négatif.

Ce procédé doit toujours être employé comme moyen de contrôle de l'examen microscopique.

Il existe encore une seconde méthode d'examen macroscopique. On ensemence du bouillon neuf avec une trace du bacille à étudier et on y ajoute du serum typhique en proportion déterminée. Dans ces conditions, les bacilles se développent en amas, forment un précipité au fond du tube et le bouillon reste clair. Mais ce procédé exige un temps beaucoup plus long que le précédent : il faut souvent vingt-quatre heures pour que l'agglutination soit caractéristique. De plus, l'emploi d'un serum absolument stérile est indispensable; car, autrement, si un microbe étranger vient à se développer en même

temps que le bacille que l'on étudie, le bouillon pa-
raîtra trouble alors même que ce dernier sera agglutiné. Pour ces raisons, le premier procédé macroscopique est préférable.

Mensuration du pouvoir agglutinatif. — La technique précédente nous indique seulement la manière
d'obtenir l'agglutination avec une proportion de
serum déterminée ; mais, comme nous l'avons dit
plus haut, il est très souvent nécessaire de savoir
jusqu'à quel degré s'exerce sur un microbe le pouvoir agglutinant d'un serum. Il faut donc faire une
mensuration de ce pouvoir et, pour cela, on peut employer simultanément les deux procédés microscopique et macroscopique ; mais, dans tous les cas, le
dernier est à lui seul suffisant.

On commence d'abord par mélanger dans un tube
à essai de petit calibre de la culture en bouillon avec
du serum dans les proportions de 1 goutte de serum
pour 9 gouttes de culture et on porte à l'étuve à 37°.
Si l'agglutination se produit, cette première réaction
à 1 p. 10 peut déjà donner une idée de l'intensité du
pouvoir agglutinant suivant la rapidité avec laquelle
se forment les grumeaux. L'examen microscopique
d'une goutte du mélange peut aussi donner des indications analogues, suivant le nombre et l'aspect
des amas.

Si le pouvoir agglutinatif ne paraît pas intense, il
faut chercher s'il s'exerce entre 1 p. 50 et 1 p. 100. Pour
cela, on pourrait ajouter 1 goutte de serum à 40 et

99 gouttes de culture, mais si on n'a qu'une petite quantité de culture à sa disposition il faut employer du serum dilué. On fait une dilution de serum au 1/10ᵉ en mélangeant à 9 gouttes de bouillon vierge 1 goutte de serum, et on mélange cette dilution à la culture dans la proportion de 1 goutte de dilution pour 4 et 9 gouttes de culture. Si l'agglutination se produit avec 4 gouttes et pas avec 9 gouttes de culture, c'est que le pouvoir agglutinant est compris entre 1 p. 50 et 1 p. 100. Il sera facile d'en trouver la limite en ajoutant une goutte de dilution à 5, 6, 7 et 8 gouttes de culture. Il arrive un moment où la réaction ne présente plus une netteté suffisante ; on doit alors s'arrêter, parce qu'on a atteint la limite.

Si l'agglutination se produit avec les 9 gouttes de culture, il faut chercher la limite du pouvoir agglutinant au-delà de 1 p. 100. De même, si la première réaction à 1. p. 10 a montré un pouvoir intense, on peut d'emblée la chercher au-delà de 1 p. 100. Pour la rechercher à 1 p. 200 et à 1 p. 500, on mélange une goutte de la dilution à 19 et 49 gouttes de culture.

Si l'agglutination existe encore à 1 p. 500 on prépare une dilution de serum au 1/100ᵉ en mélangeant 1 goutte de serum à 99 gouttes de bouillon vierge, et on continue à faire des mélanges avec 9, 10, 29, 49 gouttes de culture pour rechercher si le serum agglutine à 1 p. 1000, 2000, 3000, 5000, et ainsi de suite jusqu'à ce qu'on arrive à ne plus avoir une réaction nette.

MM. Widal et Sicard (1) ont établi, d'après leurs

(1) WIDAL et SICARD. Ann. de l'Inst. Pasteur, t. XI, p. 354, mai 1897.

observations, l'échelle suivante du pouvoir agglutinatif :

Pouvoir agglutinatif très faible inférieur à 1 p. 100
  —   faible oscillant entre 1 p. 100 et 1 p. 200
  —   moyen   — 1 p. 200 et 1 p. 500
  —   Intense   — 1 p. 500 et 1 p. 2000
  —   tr. intense dépassant 1 p. 2000

Les serums des animaux immunisés rentrent généralement dans les deux derniers cas ; ils peuvent
même arriver à un pouvoir agglutinatif colossal,
comme l'a montré M. Van de Velde (1) avec le serum d'un cheval immunisé qui agglutinait le B. d'E-
berth au 1/1000000ᵉ (millionième). On pouvait, en
ajoutant 1 milligramme de ce serum à 1 litre de
culture, précipiter, au bout de 30 à 40 minutes, les
bacilles en grumeaux au fond du vase.

*Essai d'agglutination de 13 échantillons de coli-
bacilles et de 3 échantillons de bacilles typhiques
par des serums d'animaux immunisés contre les Bacilles typhiques et coli.* — Nous avons recherché la
réaction agglutinante sur divers échantillons de B.
coli et de B. d'Eberth avec des serums d'animaux
immunisés ou ayant reçu quelques inoculations avec
ces microbes.

SERUM-COLI A. — Ce serum provient d'un cheval inoculé
avec un colibacille très virulent de l'intestin ; le cheval avait

(1) VAN DE VELDE Soc. de biologie, 9 oct. 1897, p. 882.

reçu, au moment de la prise du serum, dans l'espace de vingt-
deux jours, 25 c. c. de culture en inoculation sous-cutanée.

SERUM-COLI B. — Ce serum provient d'un cheval immunisé
contre un colibacille de l'intestin. L'animal avait reçu, dans
l'espace de deux mois, 394 c. c. de culture en inoculations intraveineuses.

SERUM-COLI C. — Ce serum provient d'un âne immunisé
contre un colibacille retiré du foie d'un mouton. L'animal
avait reçu, dans l'espace de deux mois, 124 c. c. de culture
en inoculations sous-cutanées.

SERUM-EBERTH D. — Serum de cheval immunisé contre le
B. typhique après avoir reçu, en inoculations intraveineuses,
90 c. c. de culture.

SERUM-EBERTH E. — Ce serum provient d'un lapin qui a
reçu, en inoculations sous-cutanées, 7 c. c. de culture de bacille typhique.

Les serums A, B, C et D proviennent d'animaux immunisés à l'Ecole vétérinaire au cours d'expériences faites par
MM. Morel et Leclainche et ont été mis très obligeamment à
notre disposition par M. Leclainche. Le serum E provient
d'un lapin que nous avons inoculé sous la peau avec une culture de B. d'Eberth de la manière suivante :

	Inoculations.	Poids du lapin.
1er Jour.........	0 cc 25	1 k 350
3me j...........	0 50	1 400
5me j...........	1 »	1 310
7me j...........	1 »	1 315
9er j...........	2 »	1 320
11me j...........	2 »	1 335

Avant les inoculations, le serum de ce lapin n'agglutinait

pas le B. d'Eberth à 1 p. 10; le 7ᵉ jour, il agglutinait à 1 p. 100 et le 12ᵉ à 1 p. 500.

Malgré de légères diminutions de poids provoquées par les inoculations l'animal n'a pas paru malade. Ceci, d'ailleurs, n'est pas anormal : plusieurs expérimentateurs ont constaté que le serum d'un animal peut acquérir un pouvoir agglutinant assez élevé, bien que l'animal ne paraisse subir aucun dommage.

La prise du sang chez le lapin est très facile : on fait une petite incision à la veine marginale de l'oreille, après avoir désinfecté autant que possible la région, et, en introduisant dans la veine l'extrémité effilée d'une pipette stérilisée, on prélève par aspiration une certaine quantité de sang. On peut encore, si l'on veut avoir une assez grande quantité de serum, laisser couler le sang qui s'échappe de la veine dans un tube de verre stérilisé, absolument comme quand on le recueille à l'extrémité du doigt chez les typhiques. Pour arrêter l'hémorrhagie veineuse, on cautérise légèrement, avec une sonde cannelée rougie à la flamme, le point où on a fait la piqûre.

Nous avons réuni dans un tableau les résultats obtenus avec ces divers serums ; l'agglutination a été recherchée par le procédé macroscopique et les résultats pris au bout deux heures d'étuve à 37°. Nous avons remarqué que, pour les réactions franchement négatives au bout d'une heure, les résultats n'avaient pas changé au bout de deux heures.

+ indique une réaction positive, 0 une réaction négative.

Origine des échantillons.	Échantillons.	Serum-coli A Agglutination à 1 p.60	1 p.1000	Serum-coli B Agglutination à 1 p.60	1 p.1000	Serum-coli C Agglutination à 1 p.60	1 p.1000	Serum Eberth D Agglutination à 1 p.60	1 p.1000	Serum-Eberth E Agglutination à 1 p.60	1 p.500
Eau canalisation. B. coli	I	+	0	+	0	+	+	0	0	0	0
Eau de puits A. —	II	+	0	+	0	+	0	0	0	0	0
— B. —	III	0	0	0	0	0	0	0	0	0	0
— C. —	IV	0	0	0	0	0	0	0	0	0	0
— D. —	V	0	0	0	0	0	0	0	0	0	0
— E. —	VI	0	0	0	0	0	0	0	0	0	0
Eau d'égout.... —	VII	+	0	+	0	+	+	0	0	0	0
Poussières de rue. —	VIII	+	0	+	0	+	+	0	0	0	0
Pouss. de plancher —	IX	+	0	+	0	+	+	0	0	0	0
Mat. fée. ordinair.. —	X	+	0	+	0	+	+	0	0	0	0
Selles diarrhéiques —	XI	0	0	0	0	0	0	0	0	0	0
Selles de typhique —	XII	0	0	0	0	0	0	0	0	0	0
Selles de typhique —	XIII	0	0	0	0	0	0	0	0	0	0
Labor. d'hygiène. I	0	0	0	0	0	0	+	+	+	+
Lab. de bactériologie. II	0	0	0	0	0	0	+	+	+	+
Lab. de bactériologie. III	0	0	0	0	0	0	+	+	+	+

Ces résultats, bien qu'ils soient obtenus sur un très petit nombre de bacilles typhiques, n'en montrent pas moins la valeur du sérodiagnostic du B. d'Eberth et la spécificité de ce microbe. Nous voyons en effet que le serum D, d'un haut pouvoir agglutinant pour le B. typhique, n'agglutine à 1 p 60 aucun de nos colibacilles. Inversement, aucun serum-coli, même le serum C, qui agglutine à 1 p. 1000 certains colibacilles, n'agglutine les bacilles typhiques à 1 p. 60.

La diversité des colibacilles sous l'action des

serums agglutinatifs se manifeste ici très nettement. Quelques-uns ne sont agglutinés à 1 p. 60 par aucun serum-coli; d'autres, à cette proportion, sont agglutinés, il est vrai, par les trois serums; mais en élevant le titre de la dilution, on arrive encore à séparer quelques échantillons. Les échantillons I, VII, VIII, X, qui sont agglutinés à 1 p. 1000 par le serum C, appartiennent peut-être au même type ou sont dans tous les cas beaucoup plus voisins entre eux qu'ils ne le sont avec les autres. Tous leurs caractères prouvent d'ailleurs qu'ils rentrent dans le groupe des colibacilles normaux.

On sait aujourd'hui que le serum d'un animal inoculé avec un colibacille agglutine à un certain degré ce microbe infectant et peut rester sans action sur un autre colibacille. MM. Morel et Leclainche ont constaté ce fait pour les serums A, B, C, qui agglutinaient respectivement leur colibacille, mais restaient sans action sur les autres. La même chose a été signalée récemment par MM. Escherich (1) et Nobécourt (2).

Pour faire le sérodiagnostic des colibacilles, il faudrait donc avoir autant de serums agglutinatifs qu'il y a de types de coli ; reste à savoir si la chose sera jamais possible. Il n'en est pas de même pour le B. d'Eberth, dont le caractère unitaire est aujourd'hui reconnu par la majorité des bactériologistes.

---

(1) Escherich. Deutsch. med. Woch , 6-13 oct. 1898.
(2) Nobécourt. Soc. de biologie, 24 nov. 1898, p. 1091.

L'agglutination d'un bacille à caractères éberthiens, obtenue par un serum antityphique, est, de tous les procédés de différenciation, le seul qui puisse nous donner la certitude qu'on est en présence d'un bacille typhique, mais à la condition de se rappeler, comme l'a dit M. Achard, que ce n'est pas la réaction agglutinante elle-même qui est spécifique, mais le degré auquel elle s'exerce.

II. — AGGLUTINATION PAR LES SUBSTANCES CHIMIQUES.

Le pouvoir agglutinatif n'est pas une propriété exclusive des serums, puisqu'il appartient aussi à certaines substances chimiques.

Après que Blachstein (1) eut fait connaître, en 1896, l'action agglutinante de la chrysoïdine sur les vibrions cholériques, et après les recherches d'Engels (2) sur le même sujet, M. Malvoz essaya l'action d'un certain nombre de substances sur le Bacille typhique (3).

M. Malvoz a d'abord cherché si les substances jouissant de propriétés coagulantes n'agglutinaient pas le B. d'Eberth, et il a constaté que, parmi ces substances, la formaline, le sublimé, l'eau oxygénée, l'alcool concentré, avaient sur ce bacille une action agglutinante très manifeste.

(1) BLACHSTEIN. Münch. med. Woch., 1896, nos 44 et 45.
(2) ENGELS. Centralb. für Bakt., t. xxi, no 3, 1897.
(3) MALVOZ. Annales de l'Inst. Pasteur, t. xi, p. 582, Juillet 1897.

Ces résultats ne pouvaient pas cependant être comparés à ceux que l'on obtient avec le serum des animaux immunisés, ces divers réactifs différant du serum par leur propriété congulante et par les doses beaucoup plus fortes auxquelles il était nécessaire de les employer. M. Malvoz chercha alors des substances d'une composition chimique voisine de la chrysoïdine, et il en a trouvé deux, la safranine et la vésuvine, qui, à très faibles doses, agglutinent le B. d'Eberth absolument comme un serum typhique.

Le fait de l'agglutination du B. typhique par ces deux substances chimiques présente un grand intérêt au point de vue de la nature encore inconnue de la substance agglutinante dans le serum des organismes infectés. Comme le dit très bien l'auteur, « y aurait-il, dans le sang des typhiques et des animaux soumis à l'influence du bacille typhique, quelque produit de désassimilation d'une constitution moléculaire plus ou moins voisine de celle de la safranine, de la vésuvine, etc.? Ce produit existerait-il seulement dans les organismes influencés par le Bacille typhique, ou bien, présent normalement dans le sang, se formerait-il en plus grande quantité chez les typhisés? Ce sont là des questions que nous ne pouvons pas résoudre pour le moment. Nos essais provoqueront peut-être des recherches dans cette voie. Nous signalerons, en passant, ce fait que la diazo-réaction d'Ehrlich, si souvent observée dans l'urine des typhiques, est due à la décomposition d'amines de

la série aromatique par l'acide nitreux, avec formation de corps diazoïques colorés. Le sang des
typhiques contient donc, semble-t-il, des corps à
molécule compliquée et facilement décomposable
en dérivés diazoïques. Or, la vésuvine, qui agglutine
si bien à très faible dose le bacille typhique, est un
corps azoïque. Ces données inciteront peut-être
quelqu'un à chercher dans cette direction la véritable nature de la substance agglutinante du sang
des typhiques. »

Mais, en outre, cette agglutination présenterait
un grand intérêt pratique, puisqu'elle est proposée
par M. Malvoz pour différencier le B. d'Eberth du
B. coli. En effet, les diverses substances chimiques
dont nous avons parlé n'auraient pas d'action sur
les colibacilles.

L'agglutination par les substances chimiques
peut être obtenue, comme avec les serums, par les
deux procédés microscopique et macroscopique.
Voici la technique qui est indiquée :

On se sert de cultures fraîches sur gélose ayant
séjourné quelques heures à 37°. On délaie une anse
de la culture dans 1ᶜ d'eau distillée et on obtient
ainsi une émulsion ne présentant au microscope
que des bacilles bien mobiles, nettement isolés. On
doit s'assurer d'ailleurs à chaque expérience que
l'émulsion ne présente pas spontanément d'amas
microbiens. On ajoute alors à cette émulsion les
substances indiquées dans les proportions suivantes : pour 1ᶜ d'émulsion, 1ᶜ de formaline (so-

lution d'aldéhyde formique à 40 p. 100 dans l'eau)
ou 1re de sublimé à 0,7 p. 1000.

Dans ces conditions, on obtient avec le B. d'E-
berth des amas caractéristiques, tandis qu'on n'observe pas d'agglutination avec les colibacilles, soit
que l'on observe le mélange à l'œil nu, soit que l'on
examine une goutte de ce mélange au microscope.

Avec la safranine ou la vésuvine, on fait des solutions dans de l'eau distillée à 1 p. 1000, et, en ajoutant une anse de solution à une anse d'émulsion typhique, on voit bientôt, au microscope, que les bacilles, légèrement colorés en rose ou en brun, se
réunissent en amas et sont immobilisés. On peut
même obtenir l'agglutination en employant des
dilutions plus étendues : on observe des amas caractéristiques à la dose de 1 p. 10 d'émulsion
(3 gouttes de solution + 1re d'émulsion typhique).

Au moyen de ces deux dernières substances, on
peut donner à du serum normal qui en était préalablement dépourvu la propriété d'agglutiner les bacilles typhiques dans une émulsion. On ajoute pour
cela 1 partie de solution de safranine ou de vésuvine
à 1 p. 1000 à 9 parties de serum pur. Un tel serum
agglutine à la dose de 2 gouttes pour 20 gouttes d'é-
mulsion typhique, et il faut remarquer qu'à ce degré
de dilution la safranine seule, non additionnée de
serum, n'agglutine pas les bacilles typhiques.

Si les colibacilles n'étaient jamais agglutinés par
ces diverses substances chimiques, on aurait un
procédé de différenciation des plus commodes; mais

il reste à savoir si les choses se passent toujours de la sorte et si ce procédé peut remplacer l'agglutination par les serums spécifiques.

MM. Lambotte et Bossaert (1) ont expérimenté le procédé sur un grand nombre d'échantillons de bacilles typhiques et de colibacilles et ont obtenu de bons résultats en suivant la technique de M. Malvoz. Pour la netteté du phénomène, ils donnent la préférence à la formaline et recommandent l'examen microscopique d'un mélange, à parties égales, d'émulsion et de cette substance chimique.

D'autre part, MM. Widal et Nobécourt (2) ont aussi recherché l'agglutination, par ce procédé, sur divers échantillons de B. d'Eberth et de B. coli; mais ils n'ont pas obtenu les mêmes résultats. Un paracolibacille isolé d'une thyroïdite a été agglutiné très nettement par la formaline à parties égales, par la vésuvine à 1 p. 6000 et par la safranine à 1 p. 5000. Trois échantillons de bacilles de la psittacose étaient aussi bien agglutinés par la formaline que des bacilles typhiques; l'agglutination se produisait même après mélange de 1 partie de formaline pour 2 d'émulsion. Enfin, ils ont vu un colibacille de l'intestin faisant fermenter la lactose et donnant la réaction de l'indol, qui était agglutiné fortement par le formol à parties égales et donnait même des amas très nets sous l'influence de la safranine

(1) Lambotte et Bossaert. Bullet. de l'Ac. de méd. de Belgique, t. xi, p. 616, 1897.

(2) Widal et Nobécourt. Semaine médicale, 4 août 1897, p. 285.

mélangée à son émulsion dans la proportion de 1 p. 10000.

Nous avons fait nous-même quelques recherches sur ce sujet, et nous avons vu qu'aux doses indiquées par M. Malvoz la formaline, la safranine et la la vésuvine agglutinaient très bien certains colibacilles ; mais, en mélangeant ces deux dernières substances aux émulsions à la dose de 1 p. 10000, nous n'avons jamais obtenu que l'agglutination des bacilles typhiques.

Le procédé n'est donc pas dépourvu de valeur ; mais de nouvelles recherches semblent nécessaires pour pouvoir fixer d'une façon plus précise la technique à suivre, la substance la plus convenable et le titre des dilutions à employer. MM. Widal et Nobécourt font justement remarquer que cette agglutination est d'un maniement très délicat et que, suivant la provenance de la substance employée et suivant l'épaisseur de l'émulsion, on peut observer les variations les plus inattendues.

Pour la safranine en particulier, nous savons en effet qu'il existe actuellement dans le commerce au moins une vingtaine de marques qui diffèrent à un degré important sous les rapports de la couleur, du poids, de la solubilité et des colorations qu'elles fournissent (1). Il n'est pas étonnant d'observer, par suite, des différences dans l'agglutination tant que

(1) BOLLES-LEE et HENNEGUY, Traité des méthodes techniques de l'anatomie microscopique, p. 188 ; Paris, Doin, 1896.

nous ne connaissons pas les marques qu'il faut employer de préférence. C'est ce que nous avons constaté pour deux échantillons de safranine, dont l'un était spécialement désigné pour la coloration nucléaire. Cet échantillon agglutinait très bien et très rapidement à 1 p. 10000 les bacilles typhiques, tandis qu'à cette dose l'autre était presque sans action.

Il serait donc prématuré de se prononcer d'une façon définitive sur ce procédé différentiel, qui a peut-être autant de valeur, sinon plus, que la plupart de ceux que nous connaissons, et nous croyons que, dès à présent, il peut rendre quelques services dans la pratique.

D'après les résultats que nous avons obtenus, nous donnons la préférence à l'emploi de la vésuvine et à la technique suivante, qui permet de faire une mensuration exacte des quantités de substance agglutinante employée : on a une solution de vésuvine au brun de Bismarck dans de l'eau distillée à 1 p. 1000 et une culture sur gélose de quelques heures du bacille que l'on veut étudier. Dans un verre de montre rempli d'eau distillée, on fait une émulsion de la culture, de façon à donner à l'eau un trouble homogène. Avec une pipette on aspire une certaine quantité de ce liquide et on en laisse tomber 55, 64 ou 73 gouttes, par exemple, dans un tube à essai ordinaire. Avec une autre pipette de même calibre, on prélève de la solution de vésuvine et on en laisse tomber dans le tube dans la proportion de 1 goutte pour 10 d'émulsion, soit 5, 6 ou 7 gouttes

pour les quantités précédentes : on a ainsi un mélange à 1 p. 10000. On a soin d'agiter pour bien
mélanger le tout et on laisse le tube au repos. Si
l'agglutination doit se produire, on voit généralement, au bout de vingt minutes à une heure, des grumeaux se former dans le liquide. Ils ne tardent pas
à se précipiter au fond du tube, entraînant avec eux
la matière colorante, et le liquide, qui avait une légère teinte brune, devient clair comme de l'eau (1).
Dans le cas contraire, il conserve son trouble uniforme et sa coloration même au bout de vingt-quatre heures.

En résumé, tout bacille qui ne sera pas agglutiné
par la vésuvine à 1 p. 10000 pourra être considéré
comme n'étant pas un bacille typhique ; mais, dans
le cas contraire, on n'aura qu'une probabilité, et
l'emploi d'un serum typhique sera rigoureusement
nécessaire si l'on veut avoir une certitude. Malgré
que l'agglutination par les substances chimiques
puisse donner des renseignements utiles, on voit
donc qu'elle ne peut pas, au moins encore, remplacer l'agglutination par les serums spécifiques.

---

(1) Avec la safranine, malgré la précipitation des grumeaux, le liquide conserve sa coloration rouge.

CHAPITRE VI

I

Recherche et isolement du Bacille typhique et du Bacterium coli dans l'organisme, les matières fécales et le milieu extérieur.

RECHERCHE DANS L'ORGANISME.

Le B. d'Eberth, chez les cadavres des typhiques, peut se trouver dans un certain nombre d'organes, principalement la rate, le foie, les ganglions mésentériques, les plaques de Peyer. Mais c'est surtout à l'ensemencement de la pulpe splénique que l'on a recours pour trouver le B. typhique, et l'on obtient ainsi, le plus souvent, des cultures pures de ce microbe. L'importance de cette recherche pour confirmer un diagnostic se comprend facilement.

Chez le vivant, la recherche du bacille dans le sang et dans les taches rosées lenticulaires a donné des résultats à quelques expérimentateurs ; mais, bien qu'il soit parfaitement prouvé aujourd'hui que le B. d'Eberth peut circuler dans les vaisseaux, on doit considérer la chose comme exceptionnelle. C'est encore la recherche dans la rate qui a donné les résultats les plus constants.

Pour procéder à cette recherche, après avoir désinfecté la région aussi soigneusement que possible, on enfonce en pleine matité splénique un trocart capillaire aseptique (M. Thoinot a recommandé l'emploi de la seringue de Straus-Colin) et on ensemence immédiatement sur divers milieux de culture les produits de cette ponction. Ce procédé, qui est resté longtemps un des moyens de diagnostic, doit être complètement abandonné aujourd'hui, au moins dans la pratique courante, pour deux raisons : la première, c'est qu'il est dangereux, à cause de l'état de la rate et de sa friabilité dans la fièvre typhoïde, une ponction pouvant amener une hémorrhagie redoutable ou la rupture de cet organe ; la seconde, parce qu'on est pourvu aujourd'hui d'un procédé tout aussi sûr et sans aucun danger pour le malade.

Nous n'insisterons pas sur la recherche du B. coli chez l'homme en dehors des matières fécales, car elle ne nous intéresse que dans ses rapports avec celle du B. typhique. Il occupe toujours, chez l'homme sain ou malade, l'intestin, et sa mise en évidence par l'ensemencement des selles ne présente aucune difficulté. C'est sa présence qui constitue, comme nous le verrons, l'obstacle le plus sérieux à la recherche du B. d'Eberth dans les déjections des typhiques. Chez le vivant ou chez le cadavre, la découverte du B. coli à l'état virulent dans un grand nombre d'organes où il n'existe pas normalement a montré que le rôle pathogène de ce microorganisme était des plus considérables et des plus variés.

Recherche dans les Matières fécales.

Si la mise en évidence du B. d'Eberth dans les matières fécales a eu de l'importance pour édifier une théorie étiologique de la fièvre typhoïde, elle en a eu tout autant au point de vue du diagnostic clinique.

On sait, en effet, que certains cas de fièvre typhoïde sont des plus difficiles à reconnaître, et d'autres maladies infectieuses (granulie, grippe) peuvent présenter tous les symptômes de la dothienentérie. Or, nous avons vu, dans l'historique de notre sujet, à combien d'insuccès ont abouti les bactériologistes qui ont cherché le B. d'Eberth dans les déjections des typhiques. La présence constante du Colibacille dans ces déjections a été regardée quelque temps comme un obstacle insurmontable dans cette recherche.

On s'explique donc parfaitement avec quel enthousiasme fut accueilli le procédé d'Elsner (1), qui permettait, d'après son auteur, de déceler constamment le B. d'Eberth. Malheureusement, si ce procédé a donné, entre les mains de certains bactériologistes, quelques bons résultats, il n'a donné à beaucoup d'autres que des mécomptes. Mais la découverte du sérodiagnostic, publiée par M. Widal au mois de juin 1896 (2), venant doter la clinique d'un procédé sûr et rapide qui permet d'affirmer, même dans les cas douteux, l'existence de la fièvre typhoïde, a enlevé une grande part de son intérêt pratique à la découverte du bacille dans les déjections.

Hâtons-nous d'ajouter qu'il n'en est pas de même pour le côté doctrinal de la question, dont l'intérêt persiste tout entier encore aujourd'hui. Le B. d'Eberth est-il en effet aussi rare dans les selles des typhiques qu'on a bien voulu le dire? L'emploi des nouveaux procédés de recherche, bien qu'ils soient encore très imparfaits, semble prouver que non; et, de plus, le B. d'Eberth ne se trouverait pas seulement dans l'intestin des typhiques, mais chez des individus atteints d'autres maladies. C'est ce que montrent les faits signalés par MM. Lemoine (3), Remlinger et Schneider (4). Le premier a trouvé le B. d'Eberth dans les selles d'un malade atteint de gra-

(1) ELSNER. Zeits. für Hyg., t. XXI, p. 25, 1896.
(2) WIDAL. Soc. méd. des hôp., 26 juin 1896, p. 561.
(3) LEMOINE. Soc. méd. des hôp., 31 juillet 1896, p. 615.
(4) REMLINGER et SCHNEIDER. Soc. de biologie, 18 juillet 1896, p. 803, et Ann. de l'Inst. Pasteur, t. XI, p. 55, janv. 1897.

nulle et les deux autres l'ont trouvé 5 fois dans les matières fécales de 10 sujets atteints d'affections qui n'avaient rien de commun avec la fièvre typhoïde.

Le B. typhique pourrait se trouver ainsi, dans les cavités naturelles de l'organisme, à l'égal d'autres bactéries pathogènes, inoffensives jusqu'au moment où, sous l'influence de causes mal connues, elles reprendront leur virulence. Tout ceci montre bien l'importance qu'on doit attacher actuellement à ce genre de recherches.

Depuis la publication du procédé d'Elsner, de nouveaux milieux de culture ont été préconisés par divers bactériologistes (Grimbert, Capaldi, Hiss, Piorkowski). Nous exposons plus loin, dans l'étude détaillée de ces milieux, les résultats qu'ils ont donnés à divers expérimentateurs. Ces résultats nous montreront, avec ceux de quelques recherches personnelles, la valeur qu'on peut accorder actuellement à ces procédés. Nous pouvons dire dès maintenant que le procédé par excellence serait d'avoir un milieu sélectif permettant au B. typhique de prendre le dessus sur les autres bactéries, et particulièrement sur le Colibacille ; malheureusement, on est loin encore de l'avoir trouvé.

D'une manière générale, quelle est la technique à suivre pour rechercher le B. typhique dans les matières fécales ? Malgré les premières remarques de MM. Chantemesse et Widal (1), plusieurs auteurs

(1) CHANTEMESSE et WIDAL. Arch. de phys., t. IX, p. 252, 1887.

ont constaté depuis longtemps que les selles de l'homme sain(1),et surtout celles des fébricitants(2), contiennent peu de bactéries liquéfiantes. Il ne sera donc pas nécessaire, comme pour l'eau ou les poussières, de chercher à éliminer ces bactéries par des passages en milieux phéniqués.

On peut ensemencer les selles directement sur les divers milieux d'après les procédés ordinaires. Pour éviter d'avoir un trop grand nombre de colonies sur les plaques, il est bon de diluer préalablement une ou plusieurs doses de matières fécales dans des tubes de bouillon ou d'eau stérilisée.

RECHERCHE DANS L'EAU.

On sait que pendant quelques années la recherche du B. typhique dans les eaux d'alimentation était tombée dans un discrédit complet aux yeux d'un grand nombre de bactériologistes. Actuellement, bien que la présence presque constante du B. coli dans les eaux soupçonnées de renfermer le B. d'Eberth ne constitue plus un obstacle insurmontable dans la découverte de ce dernier, elle n'en crée pas moins une difficulté des plus sérieuses. Si, grâce à l'emploi des nouveaux procédés, quelques bactériologistes sont arrivés à des résultats positifs,

(1) LARUELLE. La Cellule, t. v, p. 117, 1889.
(2) BARD. Lyon médical, t. LXVI, p. 245, 22 févr. 1890.

il faut bien remarquer que les insuccès sont encore très nombreux.

Malgré cela, on s'explique parfaitement que ces recherches soient poursuivies, car elles sont du plus grand intérêt ; elles touchent à la doctrine encore controversée de l'étiologie hydrique de la fièvre typhoïde, et, par suite, à sa prophylaxie. Au moyen d'une technique plus parfaite, elles contribueront peut-être, dans un avenir prochain, à éclairer d'une façon définitive les causes encore obscures sur pas mal de points de cette maladie.

Il est établi depuis longtemps, d'une façon indéniable, que certaines eaux d'alimentation ont joué un rôle primordial dans plusieurs épidémies de fièvre typhoïde. Si la mise en évidence du germe spécifique dans ces eaux était la règle, l'explication pourrait être assez simple. L'eau, contaminée par les déjections des typhiques, et véhiculant l'agent pathogène, le transmet à d'autres individus. Le bacille, arrivé dans l'intestin, se multiplie s'il y trouve des conditions favorables et produit la maladie. C'est la théorie qui fut admise jusqu'au moment où l'on s'aperçut que le vrai bacille typhique était beaucoup plus difficile à découvrir qu'on ne l'avait cru tout d'abord.

Les recherches récentes nous montrent en effet que sa mise en évidence est très rare. Au laboratoire du Comité consultatif d'hygiène (1), en 1896,

(1) Recueil des travaux du Comité consultatif d'hygiène, t. xxvi, p. 319 à 311, et t. xxvii, p. 131 à 151.

sur 181 échantillons d'eau analysés, le B. d'Eberth a été trouvé 2 fois ; en 1897, sur 129 échantillons, il n'a été trouvé aucune fois. MM. Mérieux et Carré (1), sur 14 échantillons d'eaux, ne l'ont trouvé que 1 fois. M. G. Roux (2), sur 12 échantillons d'eaux de puits analysés pendant l'épidémie de fièvre typhoïde qui a régné à Lyon en septembre et octobre 1898, n'a trouvé le B. d'Eberth authentique que 1 fois. Dans ces divers cas, le B. coli lui était presque toujours associé, puisqu'il n'a été trouvé seul qu'une fois. Au laboratoire d'hygiène de la Faculté de Toulouse, où de nombreux échantillons d'eaux suspectes ont été analysés par M. le Professeur Guiraud, il n'a jamais été rencontré.

Dans ces conditions, en admettant la spécificité du B. d'Eberth, comment expliquer la nocuité de l'eau ? C'est peut-être du côté des associations microbiennes que l'on trouvera en partie l'explication. Le rôle de ces associations est encore très peu connu et l'on ne peut émettre actuellement que des hypothèses. Si l'eau ne renferme pas le bacille typhique, elle transporte peut-être d'autres germes qui, arrivés dans le tube digestif, y trouvent déjà le B. d'Eberth introduit de diverses manières. Formant avec lui des associations favorables à son développement et à sa virulence, une partie des conditions nécessaires à l'éclosion de la maladie se trouveront réalisées.

(1) MÉRIEUX et CARRÉ. Lyon médical, 13 nov. 1898, p. 315.
(2) G. ROUX. Lyon médical, 22 janv. 1899, p. 117.

D'ailleurs, il peut très bien se faire que si nous ne
trouvons pas plus souvent le B. d'Eberth dans les
eaux suspectes, cela tient uniquement à l'imperfection des procédés qui favorisent le développement
du B. coli au détriment du B. typhique. Ce qui tend
à le prouver, ce sont les recherches de MM. Remlinger et Schneider (1), qui sont parvenus à isoler
9 fois le germe spécifique authentique sur 37 échantillons d'eaux recueillies, soit en temps d'épidémies,
soit en l'absence de toute manifestation typhoïdique.
Lœsener (2) aurait aussi trouvé plusieurs fois le B.
typhique dans les milieux ambiants et sans relation avec des cas de fièvre typhoïde. Il est vrai que
ce sont les seuls bactériologistes qui aient obtenu
jusqu'à présent des résultats positifs aussi nombreux.

Tout ceci nous montre bien que la question est
loin d'être réglée, et ce qui vient encore augmenter
la complexité du problème, c'est que ces auteurs et
quelques autres bactériologistes ont trouvé dans
les eaux des bacilles présentant tous les caractères
du B. d'Eberth, mais qui en différaient au point de
vue du pouvoir pathogène et de la réaction agglutinante.

Nous ne savons trop ce qu'il faut penser de ces
bacilles pseudo-typhiques. N'ont-ils rien de commun, malgré leur apparence, avec le B. d'Eberth ou

(1) REMLINGER et SCHNEIDER, loc. cit.
(2) LŒSENER. Arbeit. aus dem kaiserl. Gesundheik , t. XI, p. 207, 1895.

sont-ils des bacilles typhiques vivant tout simplement à l'état de saprophytes jusqu'au moment où
des conditions favorables leur rendront leur virulence ? De ces deux hypothèses, quelle est la vraie?
C'est ce qu'il nous est impossible de dire actuellement. Mais l'opinion que des microbes végétant en
saprophytes dans l'eau ou dans le sol, tout aussi
bien que ceux qui vivent dans nos cavités naturelles, sont capables de récupérer ou d'augmenter
à un moment donné leur virulence a été émise par
d'éminents bactériologistes. Il en est de même pour
le rôle pathogène des associations microbiennes.
M. Metchnikoff a déjà essayé par quelques faits
expérimentaux de montrer, pour le vibrion du choléra, que ce rôle n'était pas une simple vue de l'es-
prit, et on peut parfaitement prévoir que son importance sera un jour démontrée dans l'étiologie de la
fièvre typhoïde (1).

On voit que ces considérations ne sont pas faites
pour diminuer l'importance des recherches bactériologiques sur les eaux potables. Supprimer de l'a-
limentation les eaux de mauvaise qualité ou les amé-
liorer est une des préoccupations constantes des
hygiénistes, car c'est une des mesures les plus sérieuses de la prophylaxie de la fièvre typhoïde.
L'exemple de Vienne, en Autriche, suffirait à lui seul
à montrer l'efficacité de cette mesure. Depuis que

---

(1) CHANTEMESSE, Soc. méd. des hôp., 31 juillet 1893, p. 677. — MOREL. Doctrines microbiennes (Soc. de méd. de Toulouse, 1897).

cette ville est alimentée par des eaux de source d'une
pureté remarquable, la fièvre typhoïde y est devenue
tellement rare qu'elle y est presque inconnue.

La recherche du B. coli dans les eaux potables est
également importante au point de vue de l'hygiène.
Ce microbe est extrêmement répandu dans la nature : existant à l'état permanent dans l'intestin et
les déjections de l'homme et d'un grand nombre
d'animaux, sa dissémination à la surface du sol
s'explique avec facilité. Il n'est donc pas étonnant
que sa recherche dans les eaux potables donne des
résultats positifs si nombreux.

En effet, sa présence dans les eaux superficielles
est presque la règle. En consultant les résultats des
analyses d'eaux faites au laboratoire du Comité consultatif d'hygiène (1) pendant deux années, nous
avons vu qu'en 1896, sur 181 échantillons d'eaux, le
B. coli a été trouvé 75 fois ; en 1897, sur 129 échantillons, 39 fois.

M. Poujol (2) a aussi signalé que sur 34 eaux ana-
lysées, il avait trouvé 22 fois le Colibacille. Au laboratoire d'hygiène de la Faculté, dans de nombreux échantillons de diverses provenances, M. le
Professeur Guiraud l'a rencontré presque constamment.

L'ubiquité de ce microbe fait que les hygiénistes
sont loin d'être d'accord sur la signification de sa

(1) Recueil des trav. du Comité consult. d'hyg., t. xxvi, p. 310 à 311 ; t. xxvii,
p. 131 à 151.
(2) Poujol. Soc. de biologie, 20 nov. 1807, p. 982.

présence dans les eaux potables. Les uns considèrent que toute eau renfermant le Colibacille est mauvaise, car il indique surtout, d'après eux, une contamination d'origine fécaloïde ; c'est l'opinion adoptée par M. Pouchet au laboratoire du Comité consultatif. Les autres, précisément à cause de son ubiquité, sont portés à n'attribuer à sa recherche aucune espèce d'importance. Si la première opinion est peut-être exagérée, la deuxième ne l'est pas moins.

Pour établir la valeur hygiénique d'une eau, des éléments très nombreux doivent entrer en ligne de compte, et, parmi ces éléments, la présence du Colibacille n'est pas un des moindres. La mise en évidence de ce microbe aura plus ou moins d'importance, suivant les conditions dans lesquelles il se présentera. Une eau dont l'analyse chimique et bactériologique donne des résultats satisfaisants, si elle renferme des colibacilles en petite quantité ne doit pas pour cela être rejetée de l'alimentation ; mais il n'en sera plus de même si le B. coli y est en quantité abondante. La découverte, à un moment donné, de colibacilles très nombreux dans une eau qui n'en renferme pas habituellement est l'indice d'une contamination (1).

Pour ces diverses raisons, la recherche des colibacilles dans les eaux et l'évaluation approximative,

(1) Une application pratique de ce fait a été signalée par notre ami le Dr Mandoul dans son étude sur les eaux d'alimentation de la ville de Toulouse (Mandoul. Thèse de Toulouse, juillet 1898).

bien entendu, de leur quantité, nous paraissent être
d'un grand intérêt. Les divers procédés de recherche du B. typhique dans l'eau s'adressent en même
temps à la recherche du B. coli ; quelques auteurs,
cependant, ont indiqué des procédés pour mettre exclusivement en évidence le B. coli ; nous en dirons
quelques mots après avoir décrit les autres.

D'une façon générale, la technique consiste à éliminer, par des passages en milieux phéniqués ou
par l'emploi de hautes températures, les nombreuses
bactéries saprophytes et liquéfiantes qui existent en
grand nombre dans les eaux. Les bactéries qui ont
résisté à cette élimination doivent être ensemencées
sur des plaques des nouveaux milieux, en vue de les
isoler en culture pure. C'est dans ces conditions
que l'on peut obtenir le B. coli et le B. typhique.

Les divers procédés nécessitent donc une double
opération : 1° développement du B. typhique et du
B. coli, et en même temps élimination de bactéries
étrangères ; 2° dissociation du B. coli et du B. typhique. Malgré les résultats obtenus par quelques
auteurs, l'ensemencement direct sur les nouveaux
milieux ne peut pas être conseillé à cause de l'envahissement rapide des plaques par les bactéries
saprophytes et surtout liquéfiantes.

Recherche dans le Sol.

Nous n'insisterons pas beaucoup sur la recherche du B. typhique et du B coli dans le sol, car elle prête à des considérations analogues à celles de la recherche dans l'eau.

Plusieurs bactériologistes ont trouvé récemment le Bacille typhique dans le sol ; d'après Remlinger et Schneider (1), il y serait même abondant, puisque, sur 13 échantillons de terre et de poussières soumis à l'analyse, ils l'ont trouvé 7 fois. Lœsener (2) l'y aurait aussi trouvé plusieurs fois. Sa présence dans les poussières des planchers expliquerait encore l'origine de quelques épidémies persistantes et localisées à certaines parties d'habitations collectives, comme les chambres de caserne (3).

Pour rechercher le B. typhique dans les poussières, il faut encore se mettre à l'abri des nombreuses espèces vulgaires et liquéfiantes, qui sont aussi très nombreuses sur le sol. L'ensemencement des poussières en milieux phéniqués paraît donc nécessaire, et nous verrons, à la description du procédé Péré, comment on peut l'utiliser pour cette recherche.

(1) Remlinger et Schneider, *loc. cit.*
(2) Lœsener, *loc. cit.*
(3) Sanglé-Ferrière et Remlinger. Bullet. de l'Ac. de méd., 26 janv. 1897, p. 68.

II

Procédés de recherche et d'isolement du Bacille typhique et du Bacterium coli.

Nous avons déjà dit que, pour la recherche du B. typhique et du B. coli dans les matières fécales, certains procédés d'isolement et de dissociation pouvaient être employés seuls. Au contraire, la recherche dans l'eau et le sol nécessite l'emploi successif de deux sortes de procédés, les premiers d'élimination, les autres de dissociation, et ceux-ci sont les mêmes que pour les matières fécales.

Comme nous voulons réunir pour un procédé tous les résultats qu'il a fournis, nous ne pouvons pas diviser ces procédés en trois groupes, d'après le milieu où se fait la recherche, puisque certains rentrent dans les trois catégories. Nous les avons rapprochés autant que possible, d'après leurs affinités et leur ordre chronologique, en indiquant pour chacun d'eux s'il n'est spécial qu'à un genre de recherche et, dans le cas contraire, comment il doit être employé, suivant le milieu où l'on cherche à découvrir le B. d'Eberth. C'est ainsi que les procédés de MM. Chantemesse et Widal, Elsner, Grimbert, Capaldi, Piorkowski, s'appliquent à tous les genres de recherches, tandis que ceux de MM. Rodet,

13

Parietti, Vincent, Pouchet et Péré s'appliquent
spécialement aux analyses d'eau ; mais celui de
M. Péré peut encore être employé à la recherche
des deux bactéries dans le sol.

Procédé de Chantemesse et Widal.

Pour déceler le B. typhique dans les matières fécales ou l'eau de boisson, MM. Chantemesse et
Widal (1) ont imaginé, les premiers, l'emploi des
milieux phéniqués. Le principe de tous les procédés
de culture, dans ces milieux, repose sur ce fait que
l'acide phénique, employé dans certaines proportions, n'empêche pas le développement du B. d'E-
berth, tandis qu'il arrête, au contraire, celui d'un
grand nombre de bactéries saprophytes et surtout
liquéfiantes. Le développement des colonies qui résistent à l'acide phénique, leur examen et leur pré-
lèvement sur les plaques est ainsi rendu beaucoup
plus facile.

MM. Chantemesse et Widal employaient de la
gélatine ordinaire phéniquée en ajoutant à un tube
de 10 c. c. de gélatine 4 ou 5 gouttes d'une solution
d'acide phénique à 5 p. 100. Ils ensemençaient dans
cette gélatine liquéfiée des parcelles de matières fécales ou bien une ou plusieurs gouttes de l'eau à
examiner et coulaient aussitôt la gélatine en pla-

(1) Chantemesse et Widal. Arch. de physiol., t. ix, p. 232, 1887.

ques. Ce procédé, employé très longtemps, est loin
d'avoir donné d'excellents résultats.

Pour perfectionner cette méthode, M. Thoinot (1)
ajoutait directement l'acide phénique à l'eau à analyser, et M. Loir (2) filtrait, au moyen d'un filtre
Chamberland, une grande quantité de l'eau suspecte
(260 litres environ). Il recueillait le résidu fixé sur
les parois du filtre et l'ensemençait dans la gélatine
phéniquée.

PROCÉDÉ DE RODET.

Ce bactériologiste (3) a cherché à appliquer la
température limite supérieure du développement du
B. typhique à l'isolement de ce microbe dans les
eaux suspectes. Par l'emploi de cette température
élevée, on peut éliminer la plupart des bactéries banales et surtout les espèces liquéfiantes.

Voici la technique qu'il indique : on ensemence
plusieurs gouttes de l'eau à analyser dans un certain nombre de ballons de bouillon ordinaire et on
porte ceux-ci à la température de 44°5 à 45°. Si tous
restent stériles, on pourra conclure à l'absence du
B. typhique. Si des ballons se troublent, on pourra
avoir, soit des cultures pures de B. typhique, soit
des cultures d'un autre microbe, soit des cultures

(1) THOINOT. Bullet. de l'Ac. de méd., 5 avril 1887.
(2) LOIR. Annales de l'Inst. Pasteur, t. 1, p. 458, oct. 1887.
(3) RODET. Soc. de biologie, 29 juin 1889, p. 465.

mixtes. Dans tous les cas, on ensemencera avec
ces cultures des plaques de gélatine pour isoler les
espèces.

M. Rodet considère que si ce procédé peut servir
de moyen d'isolement, au moins auxiliaire, du B.
typhique, il peut surtout servir à mettre en évidence
un caractère suffisant pour différencier le B. typhique
des autres bactéries. Le caractère de la température
limite supérieure lui paraît être moins contingent et
plus sûrement appréciable que les autres.

Nous devons ajouter que ce procédé, comme beaucoup d'autres, ne peut pas servir à différencier le
B. typhique du B. coli, qui se développera mieux
que lui dans les mêmes conditions, puisque sa température maxima est un peu plus élevée.

Procédés de Parietti et de Wittlin.

Parietti (1) avait remarqué que la dose d'acide
phénique capable d'arrêter le développement du bacille typhique dans une culture dépend de la quantité de semence introduite, de sorte qu'un même
bouillon phéniqué peut rester limpide si on introduit seulement quelques germes et se troubler si ces
germes sont en plus grand nombre. Aussi, il imagina un procédé qui consiste à additionner des
bouillons de doses croissantes d'une solution phé-

(1) PARIETTI. Rivista d'Igiene, t. I, n° 11, 1890, et Ann. de l'Inst. Pasteur, 1891,
p. 413.

niquée et à les ensemencer de quantités variables
d'eau suspecte.

L'auteur recommande la technique suivante. On
prépare une solution acide contenant :

Acide phénique......................	5ᵍʳ
Acide chlorhydrique.................... ··	4
Eau distillée........................	100

On prend des tubes à essai renfermant chacun
10 c. c. de bouillon peptone ordinaire et on les divise en trois séries ; on ajoute à chaque tube 3 gouttes de la solution acide pour la première série,
6 gouttes pour la deuxième et 9 gouttes pour la
troisième, chaque goutte équivalant environ à 1/30°
de c. c. On ensemence ensuite les tubes de chaque
série avec des quantités graduellement croissantes
(1, 2, 3....., 10 gouttes) de l'eau à examiner et on
les met à l'étuve à 37°.

Dans ces conditions, les eaux ordinaires, sans
bacille typhique (nous ajouterons : ou colibacille),
ne troublent généralement, au bout de 48 heures,
que les bouillons qui renferment le moins de solution acide et le plus d'eau ensemencée. Au contraire, le bacille typhique, quand il existe, amène le
plus souvent un trouble au bout de 24 heures. On
doit alors l'isoler sur plaques de gélatine et rechercher ses divers caractères.

Nous avons essayé cette méthode sur 2 échantillons d'eau que nous savions contenir du Colibacille

en assez grande quantité, et nous avons vu que, pour chaque échantillon, un seul tube a été troublé au bout de 24 heures : c'était celui qui renfermait le plus d'eau et le moins de solution phéniquée (eau, 10 gout- tes ; solution, 3 gouttes). Après avoir ensemencé 1 ose de ces tubes dans du bouillon ordinaire, nous avons fait, avec ce dernier, des cultures sur plaques de gélatine qui nous ont donné, pour les 2 tubes, des colonies de Colibacille.

Tous ceux qui ont employé la méthode ont éga- lement remarqué que le trouble ne survient, le plus souvent, que dans les tubes ensemencés avec une notable quantité d'eau, les autres restant stériles. Il est donc inutile d'employer une aussi grande quantité de tubes pour n'avoir de résultats qu'avec un petit nombre d'entre eux. C'est là un premier inconvénient de la méthode. Un deuxième, c'est qu'en opérant sur une quantité d'eau aussi res- treinte on risque fort de ne pas découvrir les ger- mes qu'on recherche, s'ils sont en petit nombre.

C'est pour ces raisons qu'au laboratoire bacté- riologique de l'Université de Berne le procédé de Parietti a été modifié de la manière suivante par M. Wittlin (1) :

On prépare 3 ballons, que l'on remplit avec 1, 9 et 90 c. c. de l'eau à analyser. Au premier, on ajoute 9 c. c. d'une solution de peptone à 2 p. 100 ; au deu- xième, 1 c. c. d'une solution de peptone à 20 p. 100,

(1) WITTLIN. Annales de micrographie, t. VIII, p 89, 1893.

et au troisième 10 c. c. de la solution de peptone à 20 p. 100. Les deux premiers ballons, de 10 c. c., reçoivent 4 gouttes de la solution de Parietti, le troisième, de 100 c. c., en reçoit 10 fois plus, soit 40 gouttes.

Cette méthode, ainsi modifiée, a donné de bons résultats; elle a permis de découvrir dans certaines eaux, en outre du B. coli, quelques autres bactéries pathogènes.

M. Wittlin a fait, sur le liquide de Parietti, deux séries de recherches; il a cherché : 1° quelles étaient les espèces bactériennes qui pouvaient croître dans le bouillon peptoné malgré l'addition de quantités variées de la solution de Parietti, et 2° s'il était nécessaire d'ensemencer un grand nombre de ces mêmes bactéries pour obtenir leur développement.

Il résulte de la première série d'expériences que la plupart des bactéries saprophytes des eaux ne se développent pas ou se développent mal lorsqu'on ajoute du liquide de Parietti au bouillon nutritif. Par contre, un certain nombre de bactéries pathogènes, comprenant la plupart de celles qui vivent habituellement dans l'intestin, se développent assez abondamment, même avec la quantité maxima de la solution acide (7 gouttes dans les tubes de 10 c. c.). On trouve, parmi ces espèces, le B. d'Eberth et diverses variétés de Coli, les Staphylocoques blanc et doré, divers Streptocoques, le B. pyocyanique, le Proteus, le Muguet.

— 200 —

La seconde série d'expériences montre que le développement a toujours lieu, quelque petite que soit la quantité des bactéries ensemencées. La présence de quelques germes seulement suffit pour donner lieu à un développement normal, aussi bien dans une grande quantité de liquide que dans une petite.

M. Wittlin conclut de ses expériences que la méthode de Parietti, avec les modifications qu'il a décrites, ne peut pas être d'un grand secours pour isoler le B. typhique, puisqu'un grand nombre de bactéries se développent, dans ces mêmes conditions, aussi bien ou mieux que lui, mais que, par contre, elle peut être très utile pour découvrir des espèces pathogènes qu'on ne doit pas trouver normalement dans une bonne eau potable.

De plus, on peut avoir une idée du degré de contamination, suivant que le trouble du liquide se produit avec une grande ou une petite quantité d'eau. D'après l'auteur, une eau qui, à la dose de 1 c. c., trouble le bouillon de Parietti, n'est pas de bonne qualité.

PROCÉDÉ DE VINCENT.

La méthode recommandée par M. Vincent (1) est basée à la fois sur la résistance du B. typhique à l'acide phénique et sur la propriété que possède ce

(1) VINCENT. Soc. de biologie, 1er févr. 1893, p. 62.

microbe de se développer à une haute température.

On prépare des tubes contenant 8 ou 10 c. c. de bouillon dans lesquels on verse 4 ou 5 gouttes d'une solution d'acide phénique à 5 p. 100, soit la proportion de 1 goutte de solution phéniquée pour 2 c. c. de bouillon. Dans 6 de ces tubes, on verse de 5 à 15 gouttes de l'eau à analyser; on recouvre les tubes d'un capuchon de caoutchouc pour éviter l'évaporation et on les porte au bain-marie ou dans une étuve à 42°.

Si l'eau est pure, les bouillons restent indéfiniment clairs. Dans le cas contraire, ils se troublent, d'ordinaire, au bout de 8 à 12 heures. On ensemence alors une ose, prélevée dans chacun des tubes, dans 6 nouveaux tubes de bouillon phéniqué qu'on porte également à 42°. Comme on peut avoir le Bacille typhique pur dès le premier ou le deuxième passage, il est utile d'ensemencer une ose de chacun des tubes de première et de deuxième culture dans du bouillon simple et sur gélose, où le B. d'Eberth se présente alors avec ses caractères normaux.

Quelquefois, des saprophytes, tels que le B. subtilis, le B. mesentericus surtout, résistent; il est alors nécessaire de faire un troisième et même un quatrième passage dans le bouillon phéniqué avant d'ensemencer dans le bouillon simple.

M. Vincent fait remarquer qu'on doit être prévenu de ce que le B. typhique, cultivé dans le bouillon phéniqué, est à peu près immobile et a souvent la

forme de diplobacilles très courts ou de diploco-
ques; on ne doit pas se laisser tromper par cet aspect, car le bacille ensemencé dans du bouillon
normal y récupère tous ses caractères habituels. A
ce propos, quelques bactériologistes pensaient que
l'acide phénique avait la propriété de modifier le B.
coli dans le sens du B. d'Eberth et critiquaient
l'emploi des milieux phéniqués, en montrant les erreurs dont ils pouvaient être la cause (1). Mais il
est parfaitement prouvé aujourd'hui que si les températures élevées ou l'acide phénique entraînent
des modifications dans la morphologie des bactéries, ces agents n'ont jamais suffi à transformer un
colibacille en bacille d'Eberth authentique.

Le procédé de M. Vincent a un inconvénient
sérieux : c'est qu'il ne permet d'examiner qu'une
faible quantité de liquide. Si les microbes pathogènes sont nombreux, on pourra les découvrir facilement, et le procédé, dans ce cas, aura même l'avantage de permettre une évaluation approximative de
leur quantité; mais, s'ils sont rares, ils pourront
très bien échapper à l'analyse. Néanmoins, il faut
reconnaître que cette méthode a servi de base aux
procédés plus avantageux de M. Pouchet et de
M. Péré.

Le procédé de M. Vincent a permis d'isoler le
B. typhique d'eaux de provenances diverses en
relation avec des épidémies de fièvre typhoïde,

(1) RODET. Société de biologie, 22 févr. 1900, p. 91.

notamment de l'eau de la Seine pendant l'été de 1890 (1). Mais il faut remarquer, aussi bien pour ce procédé que pour les autres, que tous les résultats positifs obtenus dans les analyses d'eaux antérieurement à 1896 sont douteux, car le B. typhique n'était pas encore, à cette époque, suffisamment caractérisé.

Procédé de Pouchet et Bonjean.

M. G. Pouchet, au laboratoire du Comité consultatif d'hygiène, améliora la méthode de M. Vincent en employant un procédé qui réunissait à la fois l'avantage d'opérer sur une grande quantité d'eau et celui d'employer une température élevée (42°) et l'acide phénique.

Mais ce procédé a encore été perfectionné en 1896. MM. Pouchet et Bonjean (2) y ont ajouté l'expérimentation physiologique, procédé dont la priorité revient à M. G. Roux (3).

Voici la technique employée :

On ensemence directement avec l'eau deux séries de fioles Pasteur :

a) Les unes renferment 10 c. c. de bouillon avec 30 c. c. d'eau ;

(1) Vincent. Ann. de l'Inst. Pasteur, t. iv, p. 772, déc. 1893.
(2) Pouchet et Bonjean. Recueil des travaux du Comité consultatif d'hygiène, t. xxvi, p. 300, 1896, et Ann. d'hyg. publique, févr. 1897, p. 150.
(3) G. Roux. Lyon médical, 28 mars 1897, p. 435.

b) Les autres renferment 10 c. c. de bouillon avec 150 c. c. d'eau.

On ajoute ensuite dans chaque fiole une quantité de solution aqueuse d'acide phénique à 5 p. 100 telle que ces cultures renferment 1 p. 1000 d'acide phénique. On les place dans une étuve à 42° et l'on fait avec chaque fiole la série d'opérations suivantes :

Après 48 heures d'étuve, on ensemence, à l'aide de ces cultures :

1° Des fioles Pasteur renfermant 15 c c. d'une solution de peptone à 2 p. 100 (1) ;

2° Des cristallisoirs de milieu d'Elsner avec des dilutions convenables.

On place les solutions de peptone ensemencées dans l'étuve à 36° et, après 8 jours d'étuve à l'aide de ces cultures :

a) On fait la recherche de l'indol (procédé Pouchet, voir p. 112) ;

b) On pratique sur un cobaye une injection intra-péritonéale de 0cc3 pour 100 grammes d'animal.

On met ensuite l'animal en observation et on relève soigneusement les températures, les poids, les variations d'état et les accidents divers qui peuvent se produire.

Si les eaux examinées ne renferment que des espèces banales résistant à une première culture en bouillon phéniqué, les cobayes inoculés supportent

_____

(1) La végétation, dans les solutions de peptone à 2 p. 100, restitue, dans une certaine mesure, au B. coli sa virulence primitive lorsqu'elle s'est atténuée par des cultures successives.

sans inconvénient l'injection des cultures dans cette proportion.

Dans le cas où l'animal meurt, on pratique l'autopsie, les examens microscopiques, on fait des cultures avec les différents exsudats et on ensemence également le sang du cœur, la bile, le foie, la rate. C'est ainsi que l'on rencontre le Colibacille ou le B. d'Eberth avec un degré de virulence qui rend par ce fait même dangereuse l'eau qui les renferme.

Pour différencier les deux espèces, les auteurs emploient les cultures en stries sur le milieu d'Elsner, en piqûre dans la gélatine sucrée, sur gélose glycérinée, sur pomme de terre, dans le lait, la recherche de l'indol dans les solutions de peptone et l'épreuve du sérodiagnostic.

Si toutes les réactions physiologiques et bactériologiques concordent et donnent tous les caractères du B. typhique, ils concluent à la présence de ce bacille et à sa virulence.

Si les réactions donnent au contraire tous les caractères du Coli, ils concluent que l'eau renferme cette espèce en état de virulence; mais ils ne peuvent pas affirmer qu'elle ne renferme pas en même temps le B. typhique associé au Coli : alors ils se fixent définitivement sur ce point par l'examen des cultures sur plaques de milieu d'Elsner.

D'ailleurs, que l'inoculation au cobaye ait ou n'ait pas donné de résultats appréciables, ils procèdent toujours à l'examen des cultures sur milieu d'Elsner. Cet examen leur donne la confirmation des résultats positifs de l'expérimentation physiologique ou leur permet, en tous cas, de rencontrer le colibacille et le bacille typhique non virulents ou les espèces très voisines isolées les unes des autres.

Nous avons fait, sur les analyses d'eaux effectuées par ce procédé au laboratoire du Comité consultatif d'hygiène en 1896 et en 1897, une statistique qui nous a donné les résultats suivants (1) : en 1893, sur 181 analyses, le B. coli a été trouvé 75 fois et le B. typhique 2 fois seulement (dans un de ces deux cas il n'était pas associé au B. coli). En 1897, sur 129 analyses, le B. coli a été trouvé 39 fois et le B. d'Eberth 0 fois.

Le procédé de MM. Pouchet et Boujeau nous montre donc qu'il est possible de trouver le B. typhique dans l'eau, même en présence du Coli, mais qu'il y est excessivement rare.

PROCÉDÉ DE PÉRÉ.

La méthode imaginée par M. Péré (2) permet également d'opérer sur un volume de liquide considérable, mais elle n'utilise que l'action de l'acide phénique.

Elle consiste à transformer l'eau suspecte en un terrain de culture suffisamment nutritif, dans lequel

(1) Rec. des travaux du Comité d'hygiène, t. xxvi, p. 319 à 341 ; t. xxvii, p. 131 à 151, 1896-1897.
(2) PÉRÉ. Ann. de l'Inst. Pasteur, t. v, p. 79, févr. 1891.

la présence d'une proportion déterminée d'acide phénique, sans empêcher la multiplication du B. coli et du B. typhique, met obstacle à celle des espèces étrangères.

Voici la technique de ce procédé :

« Dans un récipient jaugé de 1 litre stérilisé (matras ou ballon) on introduit 100 c. c. de bouillon de bœuf normal neutre et stérile, 50 c. c. d'une solution de peptone pure à 10 p. 100, également neutre et stérilisée, et 600 à 700 c. c. de l'eau à analyser. On ajoute alors 20 c. c. exactement mesurés d'une solution d'acide phénique pur à 5 p. 100 et on emplit jusqu'au trait de jauge avec l'eau suspecte. Le liquide obtenu, ou liquide A, contient donc par litre 1 gr. d'acide phénique et 830 c. c. d'eau suspecte. On le répartit en 10 vases stérilisés, fioles, ballons ou matras, munis de leurs bouchons d'ouate, et on le porte à la température moyenne de 34°. Il ne faut pas dépasser 36° : on risquerait, par l'application un peu soutenue d'une température plus élevée, d'atteindre trop vivement les microbes que l'on recherche et de stériliser le terrain. La température de 32 à 36° est très convenable.

« Un trouble se produit dans le cas d'une eau polluée par les espèces susdites (Colibacille et B. d'Eberth), non pas à heure fixe, mais d'autant plus vite que la pollution est plus forte et que la température s'est maintenue plus élevée dans les limites assignées. On pourra déjà observer ce trouble vers la 12° heure, généralement entre la 15° et la 20e heure, mais seulement vers la 30e heure si la pollution est réduite à des traces, circonstance qui ne se présentera que rarement, sans doute, mais que l'on peut réaliser par l'expérience.

« Dès que le trouble est bien évident, on ensemence le liquide A, à l'aide d'un fil de platine flambé et recourbé en anse, d'une part dans un tube de bouillon normal qui pourrait déjà donner une culture pure de l'un des organismes que l'on recherche, et d'autre part sur un nouveau liquide stérilisé renfermant, comme le premier, 1 gr. d'acide phénique, 5 gr. de peptone et 100 c. c. de bouillon normal par litre et réparti dans des tubes à essai. On ensemence 2 de ces tubes et on les expose pendant 6 heures à la température moyenne de 34°. A ce moment, que leur contenu soit trouble ou limpide, on l'ensemence par le même moyen que précédemment dans 2 autres tubes où les organismes subissent leur 3e passage en liquide phénique dans les mêmes conditions de température. On attend, cette fois, que le trouble se produise : l'ensemencement de ce dernier liquide sur bouillon normal donne, après quelques heures d'étuve, une culture pure de B. coli commune, de B. d'Eberth ou un mélange des deux espèces, comme on peut le vérifier par cultures sur plaques de gélatine. »

L'auteur a vu que les deux bacilles pouvaient supporter encore 2 nouveaux passages en milieu phéniqué, espacés de 6 heures, comme il en est pour le 2e et le 3e passage. On pourrait donc pratiquer ces

passages nouveaux en vue de séparer quelques espèces étrangères ayant résisté jusque-là à l'acide
phénique.

Comme M. Péré avait remarqué, dans les examens de divers échantillons d'eau, que d'ordinaire les
10 vases remplis du liquide A se troublaient tous et
que l'on obtenait les mêmes résultats en continuant
les passages avec l'un quelconque d'entre eux, il a
montré qu'il serait suffisant, dans la plupart des
cas, de traiter seulement 100 c. c. de liquide A,
correspondant à 83 c. c. d'eau suspecte. Mais si
l'on obtenait un résultat négatif, il faudrait alors
employer le procédé intégral.

C'est sur une quantité de liquide à peu près égale
que le procédé Péré est appliqué depuis longtemps
au laboratoire d'hygiène de la Faculté par M. le
Professeur Guiraud, et il a toujours donné d'excellents résultats, au moins pour la recherche du B.
coli dans les eaux suspectes. On peut encore se dis-
penser d'avoir une étuve réglée spécialement à 34
ou 36° : l'emploi de l'étuve à 37°, qui sert couram·
ment à un grand nombre de cultures, ne paraît présenter aucun inconvénient dans la pratique de la
méthode.

Voici exactement le mode opératoire simplifié,
tel qu'il est suivi au laboratoire d'hygiène :

1° Verser dans un ballon, préalablement stérilisé,
100 c. c. de l'eau à analyser; ajouter 15 c. c. de
bouillon peptone ordinaire et 2 c. c. de solution phé·
niquée à 5 p. 100. Mettre à l'étuve à 37° ;

2° Dès que le trouble se produit, c'est-à-dire après 12 à 15 heures environ, ensemencer avec 1 ose de ce liquide, ou première génération, 2 tubes de bouillon :

Le premier contenant 8 c. c. de bouillon peptone ordinaire ;

Le deuxième contenant 8 c. c. du même bouillon et additionné de 4 gouttes de solution phéniquée à 5 p. 100 (soit la proportion de 1 goutte de solution pour 2 c. c. de bouillon, 25 gouttes donnant 1 c. c. de solution phéniquée);

3° Mettre ces 2 tubes dans l'étuve et les y laisser 6 heures seulement;

4° Au bout de 6 heures, que le liquide soit trouble ou non, ensemencer avec 1 ose du tube phéniqué, ou deuxième génération, 2 autres tubes, l'un de bouillon normal, l'autre de bouillon phéniqué. Mettre à l'étuve et attendre que le bouillon soit trouble;

5° Cette troisième génération sera ensemencée en bouillon lactosé en tournesol pour constater la présence du B. coli, et en boîtes de divers milieux (gélatine nutritive ordinaire, milieu Grimbert), pour isoler ce microbe et le B. typhique, si c'est possible.

Nous ne parlerons pas des résultats positifs obtenus par M. Péré, avec sa méthode, sur les eaux d'Alger, puisqu'ils datent de 1891 ; mais, récemment, le B. typhique authentique a pu être décelé dans l'eau, en présence du B. coli, par ce procédé. MM. Mérieux et Carré (1), sur 14 échantillons d'eaux, l'ont trouvé

(1) MÉRIEUX et CARRÉ. Lyon médical, 13 nov. 1898, p. 335.

une fois, et M. G. Roux (1), sur 12 échantillons, l'a aussi trouvé une fois.

La sensibilité du procédé pour déceler le B. coli nous est révélée par ce fait que, dans l'eau d'un puits qui ne renfermait que 4 bactéries par centimètre cube, son existence a été démontrée très nettement (2).

L'expérience suivante, bien qu'elle réalise probablement des conditions plus favorables à la découverte du microbe que les conditions naturelles, à cause de la quantité des bacilles introduits dans l'eau, n'en montre pas moins la valeur du procédé.

Après avoir rempli un matras avec 1 litre d'eau .l. Garonne (canalisation) non stérilisée renfermant, comme d'ordinaire, du B. coli, nous y avons ajouté 10 gouttes de culture en bouillon de 48 heures de B. typhique, et nous avons cherché à isoler ce bacille au bout de 4, 8, 12 et 15 jours par le procédé Péré, en opérant chaque fois sur 100 c. c. de cette eau. Les cultures de deuxième et troisième génération ont été ensemencées sur plaques de milieu Grimbert, et nous avons pu, pendant trois fois, isoler sur ce milieu, à côté de colonies colibacillaires, des colonies typhiques. Nous n'avons pas retrouvé ce bacille, il est vrai, au bout de 15 jours, mais il avait peut-être complètement disparu à ce moment.

Le procédé Péré, comme l'a montré son auteur, présente encore un avantage : il peut donner des

(1) G. Roux. Lyon médical, 22 janvier 1899, p. 117.
(2) G. Roux. Lyon médical, 20 mars 1899, p. 414.

indications utiles sur le degré de pollution d'une eau, suivant la rapidité avec laquelle le trouble se produit dans les ballons ensemencés.

Ces divers résultats, ajoutés à ce que la technique de la méthode est relativement facile, nous font considérer le procédé de M. Péré comme procédé de choix pour la recherche du B. d'Eberth et du B. coli dans l'eau. Nous devons ajouter que le milieu de M. Grimbert, employé à la dissociation des espèces qui ont poussé dans les tubes de deuxième et de troisième génération, nous paraît être un auxiliaire très utile du procédé Péré.

Le procédé Péré peut encore être employé à la recherche du B. d'Eberth dans le sol. Voici la technique à suivre pour une analyse de poussières, par exemple : on prend un matras de 100 c. c. d'eau ordinaire stérilisée et on y ajoute une certaine quantité des poussières que l'on veut analyser. On y verse ensuite 15 c. c. de bouillon peptone et 2 c. c. de solution phéniquée à 5 p. 100 ; on agite, pour bien mélanger le tout, et on continue les opérations absolument comme pour une analyse d'eau ordinaire.

C'est en opérant de la sorte, sur des produits maraîchers (salades diverses, fraises), que M. le Professeur Guiraud a décelé 9 fois, sur 16 échantillons, la présence de colibacilles virulents (1).

En somme, le procédé Péré, associé au procédé Grimbert, nous paraît en ce moment le plus recom-

(1) GUIRAUD, Soc. de biologie, 31 juillet 1897, p. 835.

mandable pour la recherche et l'isolement des bacilles typhique et coli dans l'eau ou dans le sol.

Procédé d'Elsner.

Pour remédier à l'imperfection des méthodes employées jusqu'alors, Elsner, après une série de travaux et d'essais nombreux, imagina un nouveau
procédé de culture pour la recherche et l'isolement
du B. d'Eberth. En 1895, il exposa, dans un long
mémoire, sa méthode et les premiers résultats qu'il
en avait obtenus (1).

Le milieu de culture était composé de gélatine
ordinaire additionnée de jus de pomme de terre et
d'iodure de potassium.

Le premier avantage de la méthode était de permettre le développement, sur ce milieu, du B. coli
et du B. d'Eberth, à l'exclusion de tous les autres
germes ensemencés en même temps, grâce à l'acidité du milieu.

Le deuxième était que l'on pouvait facilement
distinguer les deux microbes, même à l'œil nu.
Après 24 heures, d'après Elsner, les colonies typhiques n'étaient pas encore visibles, tandis qu'au
bout de ce temps les colonies de B. coli étaient
déjà complètement développées. Mais, au bout de
48 heures, les colonies du B. d'Eberth apparais-

(1) ELSNER. Gesselschaft der Charité-Aerzte, 7 nov. 1895 (in Berl. klin. Woch.,
1895, p. 320), et Zeits. für Hyg., t. xxi, p. 25, 1896.

saient comme de petites gouttes d'eau, claires, brillantes, avec des granulations extrêmement fines, à côté des colonies de B. Coli, plus volumineuses, à grosses granulations et colorées en brun. L'auteur faisait encore remarquer que, sur les plaques où la gélatine était en couche épaisse, les colonies de Coli, gênées dans leur développement, pouvaient prendre l'apparence éberthiforme, mais qu'on ne pouvait jamais les confondre sur gélatine en couche mince.

Sur 17 typhiques, Elsner, par son procédé, trouva 15 fois le B. d'Eberth dans les selles, et cela quelle que fût la période de la maladie, du 7e jour à la 6e semaine ; dans les deux cas où le résultat fut négatif il s'agissait de malades presque entièrement guéris.

Dans plus de 30 cas, M. Elsner put rapidement et facilement déceler le B. typhique dans différents liquides. Le degré de sensibilité de sa méthode était tel qu'il avait pu déceler ce microbe dans de l'eau à une dilution de 1 p. 8000000 et en présence d'une quantité de culture colibacillaire vingt fois plus forte.

La méthode d'Elsner, exposée avec ces résultats, eut un retentissement considérable, et on comprend l'enthousiasme qu'elle souleva en France, et surtout en Allemagne, puisqu'elle permettait, en 48 heures, d'établir un diagnostic certain de fièvre typhoïde et qu'elle allait permettre également la recherche du B. d'Eberth dans les eaux de boisson.

En Allemagne, Brieger (1) affirme que le procédé
d'Elsner constitue une méthode infaillible. Chez
11 typhiques, il trouve 11 fois le microbe dans les
déjections ; il le rencontre encore dans la période
terminale de la maladie et pendant la convalescence,
et une fois il le trouve même chez un infirmier non
atteint de fièvre typhoïde, mais qui soignait les
typhiques.

Lazarus (2) trouve le B. d'Eberth chez 5 typhiques
en pleine période, mais il le rencontre plus rarement chez les convalescents.

En France, M. Chantemesse (3) expose quelques
mois après, à la Société de biologie, les résultats
qu'il venait d'obtenir. Cette méthode lui avait permis d'isoler le B. d'Eberth dans 13 cas de fièvre
typhoïde sur 16, parmi lesquels 3 cas où le diagnostic purement clinique était resté douteux. Mais
il fait remarquer, en même temps, que le procédé
d'Elsner demande, dans son emploi, une certaine
habitude ; que, de plus, il n'empêche pas le développement de certaines colonies liquéfiantes et que les
colonies typhiques n'apparaissent guère avant le
troisième ou le quatrième jour.

Mais nous allons voir que les expérimentateurs
suivants sont loin d'avoir obtenu des résultats aussi
favorables.

(1) BRIEGER. Deutsch. med. Woch., 18 déc. 1895, p. 835.
(2) LAZARUS. Berl. klin. Woch., 9 déc. 1895, p. 1068.
(3) CHANTEMESSE. Soc. de biologie, 22 févr. 1896, p. 215.

A Lyon, M. G. Roux (1) montrait à la Société des
sciences médicales que beaucoup d'autres milieux
partageaient, avec celui d'Elsner, la propriété de
permettre au B. coli de végéter mieux et plus rapidement que le B. d'Eberth. De plus, le milieu d'Elsner n'empêchait pas le développement de certaines
colonies bacillaires n'appartenant ni au Colibacille
ni au B. typhique.

M. Trouillet (2) faisait des constatations analogues
et M. Silvestrini (3) avait remarqué, sur la gélatine
d'Elsner ensemencée de selles de typhiques, que
certaines colonies éberthiformes, d'un développement tardif, étaient formées par des paracolibacilles.

M. P. Courmont (4), qui avait obtenu d'abord à peu
près les mêmes résultats qu'Elsner, constatait plus
tard que sur les déjections de 9 typhiques il ne
pouvait déceler que deux fois l'agent pathogène. Il
expliquait cette divergence avec les premiers expérimentateurs par le fait que ceux-ci s'étaient probablement contentés de différencier à l'œil nu les
deux bacilles. Or, il montrait que la différenciation
basée sur ce simple examen était impossible; ce
n'était qu'en ensemençant presque au hasard un
grand nombre de colonies qu'on pouvait arriver à
isoler le B. d'Eberth, dont le développement était

(1) G. Roux. Lyon médical, 17 mai 1896, p. 85.
(2) Trouillet. Dauphiné médical, mai 1896, p. 105.
(3) Silvestrini. Settimana medica dello Sperimentale, 7 mars 1896, p. 121.
(4) P. Courmont. Lyon médical, 1896, p. 582. — Soc. de biologie, 27 juin 1896, p. 688.

encore considérablement gêné par des colonies
étrangères éberthiformes, coliformes ou liquéfiantes.

Nous voyons ainsi, peu à peu, à mesure que divers
bactériologistes éprouvaient la méthode, cette dernière perdre une grande part de la valeur que lui
attribuaient Elsner et les premiers expérimentateurs.
Il faut remarquer d'ailleurs que l'auteur lui-même
reconnut bientôt que son procédé n'était pas parfait
et que le pullulement du B. coli gênait beaucoup le
B. typhique (1).

Malgré ces constatations, nous allons voir encore
la méthode donner à d'autres expérimentateurs des
résultats divergents.

M. Grimbert (2), après avoir amélioré le mode de
préparation de la gélatine d'Elsner, ensemença sur
ce milieu des mélanges de cultures de B. coli et de
B. typhique. Il ensemença aussi, de la même manière, des plaques de gélatine d'Elsner non iodurée
et de gélatine préparée au bouillon simple. Les résultats obtenus sur les trois milieux furent identiques
et semblables à ceux indiqués par Elsner; l'ensemencement des colonies en bouillon lactosé suffisait
à vérifier leur identité.

Il fit aussi la recherche du B. d'Eberth dans les
matières fécales. Dans ce cas, ce n'est qu'après
avoir réuni tous les caractères attribués à ce bacille
qu'il concluait à son existence, et il faisait remarquer

(1) ELSNER. Berl. klin. Woch., 29 juin 1896, p. 589.
(2) GRIMBERT. Soc. de biologie, 4 juillet 1896, p. 722.

que la recherche de ces caractères demandait au
moins une durée de 5 jours. Dans les selles de 6 typhiques, ensemencées sur les trois milieux, il trouva
4 fois le B. d'Eberth, et il y avait, en même temps,
non seulement des colibacilles offrant le même aspect que lui, mais aussi des organismes intermédiaires entre les deux.

Ce qui diminue singulièrement la valeur du procédé d'Elsner, c'est que les colonies typhiques
furent constatées aussi bien sur le milieu sans iodure et la gélatine au bouillon simple que sur la gélatine iodurée. L'iodure de potassium n'empêchait
pas d'ailleurs le développement des bactéries banales et même des espèces liquéfiantes.

D'après M. Grimbert, si le milieu d'Elsner permet au B. typhique de se développer en présence du
B. coli, c'est qu'il est peu riche en matières nutri-
tives, et il en sera de même de tout milieu analogue.
C'est ainsi que M. G. Roux (1) a obtenu des résultats satisfaisants en remplaçant la pomme de terre
par la carotte jaune.

Se basant sur cette considération et sur ce que le
milieu d'Elsner a une composition très variable,
M. Grimbert (2) a préparé un milieu artificiel où
n'entrent que des substances chimiques parfaitement définies. Nous étudierons ce milieu plus loin
et nous examinerons également sa valeur.

(1) G. Roux. Lyon médical, 17 mai 1896, p. 85.
(2) Grimbert. Soc. de biologie, 25 juillet 1896, p. 815.

Chizzola (1) reconnaît que le milieu d'Elsner empêche le développement d'un certain nombre de colonies étrangères, mais qu'il est impossible de distinguer à l'œil nu le Coli ou l'Eberth. Ce procédé lui a permis cependant de trouver le B. typhique dans les matières fécales de plusieurs malades atteints d'affections autres que la fièvre typhoïde.

Mills (2), dans les déjections de 6 typhiques, n'a trouvé que 1 fois le B. d'Eberth et toujours le B. coli; dans une pérityphlyte il a trouvé aussi les deux bacilles. Il reconnaît aussi que la différenciation à l'œil nu est impossible.

C'est encore par la méthode d'Elsner que M. Lemoine (3) a trouvé le B. d'Eberth dans les selles d'un homme atteint de granulie.

Pollak (4), qui a examiné les selles de 20 typhiques, n'a trouvé sur les plaques d'Elsner que du B. coli, du B. typhique, et quelquefois le B. fœcalis alcaligenes; mais il avoue que, pour déterminer sûrement un bacille eberthiforme isolé sur ce milieu, il faut en faire l'étude complète.

MM. Andrewes et Parry Lawes (5) ont ensemencé sur la gélatine iodurée de l'eau non diluée d'un égout provenant d'un hôpital qui contenait plus de 40 typhiques, et ils n'ont pu découvrir le microbe spécifique que sur un très petit nombre de

(1) Chizzola. Settimana med. dello Sperim., 11 juillet 1896, p. 335.
(2) Mills. La Clinique, Bruxelles, 30 juillet 1896.
(3) Lemoine. Soc. méd. des hôp., 31 juillet 1896, p. 67f.
(4) Pollak. Centralb. für innere Medicin, 1ᵉ août 1896, p. 785.
(5) Andrewes et Parry Lawes. The Lancet, 1896, t. II, p. 391.

plaques. D'autre part, M. Klein constate qu'il a eu
beaucoup de difficulté à le retrouver dans des échantillons de lait contaminé avec des cultures pures ; et,
de plus, 1,200 c. c. d'eau prise dans un puits contaminé ne lui ont donné que 2 ou 3 colonies.

MM. Faideau et Boisson (1), sur les selles de 6
typhiques et sur celles d'un individu bien portant,
n'ont jamais trouvé que du B. coli. Ils ont remarqué
plusieurs fois que l'ensemencement de ces déjections donnait lieu à l'éclosion de deux sortes de colonies, les unes plus grandes et d'aspect coliforme,
les autres plus tardives, fines, punctiformes, ayant
l'aspect des colonies éberthiennes. Chaque groupe
correspondait parfaitement à la description d'Elsner ; mais l'ensemencement en divers milieux prou-
vait que les unes et les autres étaient formées uniquement par du Colibacille.

M. Simonin (2), dans deux analyses de poussière
provenant de salles de typhiques, n'a pas trouvé
sur la gélatine iodurée de B. d'Eberth. Il a constaté, par l'analyse de ces poussières et par des ensemencements directs, que, en outre du B. coli et du
B typhique, parmi les espèces qui poussent vigou-
reusement sur ce milieu on trouve le B. pyocyanique, le pneumobacille de Friedlander, le B. du
choléra indien, le B. rouge de Kiel.

MM. Remlinger et Schneider (3) sont ceux à qui

(1-2) Faideau. Thèse de Lyon, déc. 1896.
(3) Remlinger et Schneider. Soc. de biologie, 18 juillet 1896, p. 803, et Ann.
de l'Inst. Pasteur, t. xi, p. 55, 1897.

la méthode d'Elsner paraît jusqu'à présent avoir
donné les meilleurs résultats. Leurs recherches,
faites au laboratoire de bactériologie du Val-de-
Grâce, ont porté sur les eaux potables, le sol et les
déjections d'individus non atteints de fièvre typhoïde.
Sur 37 échantillons d'eau (puits, sources, rivières)
recueillis, soit en temps d'épidémie, soit en l'absence de toute manifestation typhoïdique, 9 d'entre
eux renfermaient le B. typhique. Dans le sol, sur
13 échantillons de terre et de poussière, ils ont pu
isoler 7 fois le bacille d'Eberth. Enfin, dans les matières fécales de 10 sujets traités à l'hôpital pour
des affections qui n'avaient rien de commun avec
la fièvre typhoïde, ils ont trouvé 5 fois le B. d'E-
berth.

Nous devons remarquer qu'avant de publier ces
résultats, assez étonnants, ces bactériologistes se
sont mis à l'abri de certaines critiques en faisant
l'étude complète des bacilles qu'ils avaient isolés et
en les soumettant ensuite au contrôle de la réaction
agglutinante par des serums spécifiques d'animaux
immunisés et de typhoïsants, suivant les règles indiquées par MM. Widal et Sicard. En outre, pour
que leur identité soit encore plus certaine, leur inoculation à des animaux immunisés contre le B. d'E-
berth devait rester sans effet.

C'est ainsi que, indépendamment de vrais bacilles
typhiques, ils ont souvent rencontré des bactéries
qui avaient tous les caractères de ces derniers, mais
qui ne présentaient pas la réaction agglutinante.

Ces bacilles pseudo-typhiques ne sont pas entrés en ligne de compte dans les résultats.

S'ils ont obtenu des résultats semblables avec la gélatine iodurée, ce n'est qu'en l'employant d'une certaine manière. Ces auteurs ont bien reconnu qu'elle est loin d'avoir la valeur que lui attribuait tout d'abord Elsner. Ils ont vu que les colonies de B. coli n'apparaissaient qu'au bout de 18 heures et celles de B. typhique vers le 4me ou le 5me jour seulement et, de plus, il était impossible de les différencier par le simple examen à l'œil nu ou au microscope. Ce n'est qu'en prélevant toutes les colonies développées sur les plaques qu'ils sont arrivés à leurs résultats. « Ces réserves faites, il n'en reste pas moins que l'emploi de la gélatine iodurée est un excellent moyen de recherche, si, n'accordant à l'aspect macroscopique des colonies qu'une importance relative, on s'attache à étudier indistinctement toutes celles qui se développent à la surface d'une plaque, à l'exception, bien entendu, des espèces liquéfiantes. C'est en procédant de la sorte qu'on utilisera le mieux les avantages du procédé. »

C'est encore par le procédé d'Elsner que MM. Sanglé-Ferrière et Remlinger (1) ont pu découvrir le B. d'Eberth dans les poussières de deux vieilles chambres de caserne dans lesquelles était localisée une épidémie de fièvre typhoïde.

(1) SANGLÉ-FERRIÈRE et REMLINGER. Bullet. de l'Ac. de méd., 26 janv. 1897, p. 68.

M. Iversenc (1) a obtenu des résultats peu favorables à la méthode, puisque, dans les déjections de 20 typhiques examinées du 8me au 20me jour, il n'a obtenu que 8 résultats positifs, tandis que M. Jemma (2) en a obtenu de bien meilleurs, puisque, sur les selles de 33 typhiques, il a obtenu 30 fois le B. d'Eberth authentique.

En résumant les expériences de M. Retout (3) sur la gélatine iodurée, nous voyons que tous les ensemencements de cultures pures de B. d'Eberth lui ont donné des résultats positifs; mais les colonies ne se sont montrées que du 4me au 8me jour et, dans une série de boîtes de Petri, il a fallu attendre le 10me jour pour les apercevoir. Par contre, les cultures de B. coli étaient toujours très apparentes au bout de 48 heures. Dans les mélanges de cultures des deux bacilles, sur 7 séries d'ensemencements où le B. d'Eberth était en proportion très forte par rapport au Coli, ce dernier a toujours poussé, tandis que le B. typhique ne s'est développé que deux fois, une fois au 8me jour, dans un mélange de 4 parties d'Eberth pour 1 partie de Coli, et une autre fois au 4me jour, dans un mélange de 7 parties d'Eberth pour 1 partie de Coli. Dans les mélanges à parties égales, à 2 et à 3 pour 1 de Coli, le B. typhique n'a jamais poussé.

L'iodure de potassium, à la dose de 2 p. 100 au

(1) IVERSENC. Thèse de Toulouse, p. 119 à 132, juillet 1897.
(2) JEMMA. Münch. med. Woch., 17 août 1897, p. 911.
(3) RETOUT. Thèse de Paris, juin 1898.

lieu de 1 p. 100, arrêtait complètement le développement du B. typhique. L'iodure d'ammonium, mis
à la place de ce dernier, et la fécule de pommes de
terre employée pour éviter la coloration brune du
milieu, n'ont pas donné à l'auteur de meilleurs résultats pour le développement du B. d'Eberth.

Cette longue énumération de recherches faites
sur le milieu d'Elsner par divers expérimentateurs
nous montre à quel point les résultats obtenus par
eux et, par suite, la valeur attribuée au milieu, sont
différents. Après avoir exposé les recherches faites
par nous-même sur la gélatine iodurée, nous verrons
comment on peut essayer d'expliquer ces divergences.

Nous allons d'abord examiner le mode de préparation du milieu d'Elsner et les modifications que
M. Grimbert y a apportées.

Le premier mode de préparation de la gélatine
iodurée indiqué par Elsner était assez mal expliqué.
Quelque temps après, dans une lettre adressée à la
Presse médicale, il l'exposait d'une façon plus
claire (1).

Voici la technique de cette préparation :

Prendre 500 gr. de pommes de terre, les peler soigneusement et les râper. Faire macérer les pommes de terre ainsi
râpées dans 1 litre d'eau pendant 3 à 4 heures. Prendre la
masse, la tamiser et laisser déposer pendant une nuit. Décan-
ter le liquide et y ajouter 15 à 20 p. 100, c'est-à-dire 150 à

(1) Presse médicale, 18 janv. 1896, p. 35.

200 gr. de gélatine; faire dissoudre à feu doux, essayer la réaction du liquide, qui est très acide, puis ajouter de la solution normale de soude jusqu'à ce que la réaction devienne faiblement, mais encore nettement acide. Suivant le degré d'acidité, il faut de 20 à 30 c. c. de la solution alcaline. Filtrer, stériliser et verser dans des tubes d'une contenance de 100 gr. environ. Quand on veut se servir de cette gélatine nutritive, ajouter dans chaque tube 1 gr. d'iodure de potassium ou de sodium.

M. Grimbert (1) adresse à ce mode de préparation plusieurs critiques qui nous paraissent entièrement justifiées et qui sont les suivantes : d'abord, le jus de pommes de terre renferme des quantités notables de matières albuminoïdes que la chaleur coagule et dont il vaut mieux se débarrasser avant l'addition de la gélatine. Ensuite, il n'est pas utile de répartir la gélatine à la dose de 100 c. c. dans des tubes, alors que quelques centimètres cubes sont suffisants pour la préparation d'une plaque.

Mais la critique la plus sérieuse a trait à l'acidité du milieu. M. Grimbert, d'après ses expériences, conclut que cette acidité est due beaucoup plus à la gélatine qu'au jus de pomme de terre et considère qu'il serait bon de la fixer une fois pour toutes, puisqu'elle varie d'une gélatine à l'autre; il propose de laisser au milieu d'Elsner une acidité telle que 10 c. c. de gélatine soient neutralisés par 4 à 5 c. c. d'eau de chaux, ce qui correspond environ à 1 gr. de $SO^4 H^2$ par litre.

(1) GRIMBERT. Soc. de biologie, 4 juillet 1806, p. 722.

Ces considérations lui ont fait adopter, pour la préparation du milieu, la technique que nous allons indiquer. C'est de cette manière que nous avons préparé notre gélatine iodurée en introduisant une petite simplification pour le titrage acidimétrique :

500 gr. de pommes de terre sont râpés et étendus de 1 litre d'eau. On laisse macérer le tout pendant 3 ou 4 heures, ou même pendant une nuit entière, dans un lieu frais. On décante le liquide et on le filtre pour le débarrasser de l'amidon qu'il tient en suspension. Le liquide filtré est porté à l'autoclave, pendant 10 minutes, pour coaguler les matières albuminoïdes, puis filtré de nouveau sur la gélatine placée dans un ballon et employée à la dose de 15 p. 100. On en achève la dissolution au bain-marie. Quand celle-ci est complète, on laisse refroidir la masse à la température de 55° et on y ajoute un blanc d'œuf battu dans un peu d'eau.

C'est ici que se place le titrage acidimétrique. A l'aide d'une pipette, on prélève 10 c. c. du mélange, qu'on verse dans 50 c. c. d'eau distillée environ, et auquel on ajoute 5 à 6 gouttes de solution alcoolique de phénolphtaléine, puis on verse de l'eau de chaux, au moyen d'une burette graduée, jusqu'à ce qu'on obtienne une légère teinte rose persistante. S'il a fallu plus de 5 c. c. d'eau de chaux pour neutraliser 10 c. c. de gélatine, on ajoute à celle-ci quelques c. c. de solution normale de soude (à 4 p. 100) et on recommence le titrage. On ajoute de nouveau de la soude, si cela est nécessaire, jusqu'à ce qu'on arrive à ne plus employer que 5 c. c. d'eau de chaux pour la neutralisation.

Nous avons remarqué que ce n'est qu'après une série assez longue de prélèvements de gélatine qu'on arrive à diminuer l'acidité du milieu d'une façon suffisante pour que 10 c. c. de gélatine soient neutralisés par 5 c. c. seulement d'eau de chaux.

Pour éviter ces tâtonnements, nous avons procédé, dans la suite, de la manière suivante :

10 c. c. du mélange sont versés dans 50 c. c. d'eau distillée (cette dernière doit être chauffée pour éviter la solidification de la gélatine qui pourrait se produire dans l'eau froide); on y ajoute 5 à 6 gouttes de solution alcoolique de phénolphtaléine et 5 c. c. d'eau de chaux. Si la coloration rose ne s'est pas produite, c'est que le milieu est trop acide. On verse alors, au moyen d'une burette graduée, de la solution de soude jusqu'à ce que la teinte rose apparaisse. Comme on connaît la quantité de solution de soude qui a été employée pour neutraliser 10 c. c. de gélatine, on connaîtra la quantité de solution nécessaire pour la totalité de la gélatine, dont on aura préalablement mesuré le volume. On obtiendra ainsi, par une seule opération, le degré d'acidité que doit posséder la gélatine d'Elsner.

La gélatine ainsi obtenue est portée à l'autoclave à 110° pendant un quart d'heure, pour la clarifier, puis filtrée et répartie ensuite dans des tubes à essai à la dose de 9 c. c. ; ceux-ci sont ensuite stérilisés à l'autoclave à 110° pendant un quart d'heure.

Au moment d'en faire usage, on introduit dans les tubes de gélatine liquéfiée 1 c. c. d'une solution stérilisée d'iodure de potassium à 1 p. 100.

Le milieu ainsi préparé est d'une couleur jaune pâle et a l'avantage d'être très transparent. La recherche des colonies y est plus facile que sur la gélatine préparée comme l'indique Elsner, car cette dernière présente une teinte brune assez prononcée.

Expériences sur le milieu d'Elsner. — Nous avons fait quelques recherches sur le milieu Elsner, et voici les résultats que nous avons obtenus :

Cultures pures de B. typhique. — Nous avons ensemencé 3 plaques avec une culture pure de B. d'Eberth. Au bout de 4 jours il était encore impossible de distinguer aucune colonie soit à l'œil nu, soit à la loupe. Ce n'est qu'au bout du cinquième jour que nous avons aperçu de petites colonies punctiformes, réfringentes et transparentes, se présentant sous l'aspect décrit par Elsner. Vues à un faible grossissement, elles étaient arrondies et à contour net, présentant une teinte claire uniforme sur toute leur étendue. Au bout de 10 jours, cette teinte était devenue plus foncée, mais leur volume n'avait pas augmenté beaucoup.

Cultures pures de B. coli. — Trois plaques ont été ensemencées avec 3 colibacilles différents, et nous avons obtenu sensiblement les mêmes résultats sur chaque plaque. Au bout de 36 heures, les colonies étaient apparentes, mais encore très petites, n'atteignant pas les dimensions d'une tête d'épingle. A l'œil nu, elles étaient opaques et présentaient une coloration d'un blanc laiteux. Vues à un faible grossissement, elles étaient arrondies, à contour net et d'une coloration brune. Les colonies qui avaient poussé dans la profondeur de la gélatine étaient plus petites que les colonies superficielles et se rapprochaient davantage de l'aspect éberthiforme.

Au quatrième jour, toutes les colonies présentaient un point brun central. Les colonies superficielles avaient augmenté de volume, mais elles ne s'étalaient pas comme sur la gélatine ordinaire : leur contour restait toujours nettement arrondi. Quant à la coloration brune de ces colonies, elle augmentait encore les jours suivants.

Mélanges de cultures de B. d'Eberth et de B. coli. — Nous avons ensemencé une série de boîtes de Petri avec des mélanges à parties égales de B. typhique et de Coli différents. Le développement du Coli s'est produit, sur toutes les plaques, au bout de 36 à 48 heures, comme précédemment.

Quant au B. d'Eberth, nous ne l'avons trouvé que très rarement. Sur 12 plaques, 9 ne présentaient pas une seule colonie eberthienne. Sur les trois autres, nous avons pu isoler, vers le sixième ou septième jour, des colonies de B. typhique présentant le même aspect que dans les boîtes ensemencées de culture pure.

En présence de ces résultats, nous avons ensemencé deux autres séries de plaques, l'une avec un mélange de 2 parties d'Eberth pour 1 partie de Coli et l'autre avec un mélange de 3 parties d'Eberth pour 1 de Coli. Dans ces conditions, le B. typhique s'est montré sur toutes les plaques des deux séries au bout d'une durée de 6 à 8 jours.

Ces résultats nous montrent que le procédé d'Elsner risquera fort de ne pas mettre en évidence le B. d'Eberth dans un milieu qui renfermera en même temps du Colibacille en quantité égale. Nos résultats sont meilleurs que ceux de M. Retout, puisque nous trouvons toujours le B. typhique à 2 et 3 pour 1 ; mais ils montrent encore bien l'imperfection de la méthode.

CULTURES DE DÉJECTIONS DE TYPHIQUE. — Nous avons ensemencé, dans la gélatine iodurée, des selles d'une typhique au 11e jour de la maladie (1). A trois reprises différentes, 1 ose de ces déjections a été diluée dans un tube d'eau stérilisée de 10 c. c. et 2 oses de cette dilution ont servi à ensemencer 2 plaques. Les résultats ont été sensiblement les mêmes sur les 6 plaques. Au bout de 36 à 48 heures, ont apparu un certain nombre de colonies blanches, opaques, avec point brun

(1) Cette malade appartenait au service de M. le Professeur agrégé Rispal (évolution clinique ordinaire et sérodiagnostic positif).

central, ayant tout à fait l'aspect coliforme. Quelques-
unes de ces colonies ont été ensemencées en divers milieux
et ont donné toutes les réactions du Coli.

Les jours suivants, nous avons aperçu des colonies plus
petites, réfringentes et transparentes : certaines présentaient
tout à fait l'aspect éberthiforme. Mais une trentaine de ces
dernières colonies, recueillies sur les diverses plaques, nous
ont montré par leurs réactions qu'elles appartenaient aussi au
Colibacille.

Ces résultats concordent encore avec ceux de
certains expérimentateurs. Ils nous prouvent que
les colonies de Coli peuvent présenter sur la gélatine iodurée absolument le même aspect que les colonies typhiques et, de plus, que le développement
de ce microbe peut se faire par éclosions successives, les colonies les plus grosses apparaissant au
2e jour, les autres du 3e au 6e. On s'explique très
bien, par ces faits, l'erreur dans laquelle on pourrait tomber si l'on se contentait de la simple observation des colonies.

CULTURES DE DIVERS ÉCHANTILLONS D'EAU ET DE POUSSIÈRES.
— Avec un échantillon d'eau suspecte envoyée au laboratoire
d'hygiène, nous avons fait deux dilutions dans de l'eau stérilisée : une à 1 p. 10 et l'autre à 1 p. 100; 1 cso de chaque dilution a été ensemencée dans un tube de gélatine d'Elsner et
celle-ci coulée en boîte de Petri. Au bout de deux jours d'é-
tuve à 22°, dans la plaque de la dilution au 1/10e il y avait dix
colonies liquéfiantes et une soixantaine de colonies diverses ;
dans la plaque au 1/100e, deux colonies liquéfiantes et une
dizaine d'autres colonies. Le troisième jour, comme les colonies liquéfiantes s'étendaient de plus en plus et menaçaient

d'envahir entièrement les plaques, nous avons retiré ces dernières de l'étuve pour les laisser à la température du laboratoire (10 à 12° en ce moment).

Sur les deux plaques, nous avons alors prélevé, le même jour et les trois jours suivants, un certain nombre de colonies présentant l'aspect du Coli et quelques autres, beaucoup plus petites, à aspect éberthiforme. Les premières ont donné, dans les divers milieux, toutes les réactions du B. coli ordinaire, les autres n'ont donné que quelques-unes de ces réactions. Les différences avec le Coli ordinaire portaient, soit sur la coagulation du lait ou la fermentation de la lactose, soit sur la réaction de l'indol ou la culture sur pomme de terre ou artichaut. Les bacilles provenant de ces colonies pouvaient donc être classés dans le groupe des paracolibacilles ; aucune des colonies éberthiformes n'a donné le B. typhique authentique.

L'eau de la canalisation et l'eau d'un puits, ensemencés dans les mêmes conditions, ne nous ont pas permis encore de conserver les plaques plus de 3 jours à l'étuve, à cause de l'envahissement des bactéries liquéfiantes ; nous avons pu isoler seulement, dans les deux échantillons, du B. coli au bout de 36 heures.

Ceci nous montre que l'envahissement des bactéries liquéfiantes constitue l'inconvénient principal de la gélatine iodurée dans les analyses d'eau. Puisque le B. typhique met généralement 5 à 6 jours à se développer sur ce milieu, comment le trouver sur des plaques qu'on ne peut pas conserver plus de 3 jours? On pourrait répondre, il est vrai, qu'il faut faire des dilutions très étendues, au 1000°, au 10000°, par exemple, de façon à n'avoir sur une plaque que très peu de colonies liquéfiantes ou même pas du tout ; mais, dans ces conditions, il faudrait que le B. d'Eberth fût fameusement abondant dans une eau pour qu'on puisse l'y déceler.

Deux échantillons de poussières, ensemencés directement après une dilution dans de l'eau stérilisée, nous ont encore montré que les bactéries liquéfiantes, quoique moins nombreuses que dans l'eau, l'étaient encore beaucoup trop pour permettre le développement des colonies tardives. Néanmoins, le B. coli a pu être encore isolé très facilement de cette manière.

En dernière analyse, que devons-nous penser de la valeur du milieu d'Elsner? D'après les résultats obtenus par les divers bactériologistes, nous voyons que les uns sont très favorables à la méthode, les autres au contraire la considèrent sinon comme tout à fait mauvaise, du moins comme très médiocre.

D'abord, il n'est pas difficile de comprendre que les premiers expérimentateurs aient eu des résultats positifs si nombreux s'ils se sont contentés de diagnostiquer le B. typhique d'après l'aspect seul des colonies. En second lieu, le milieu d'Elsner n'est presque jamais comparable à lui-même. En effet, la composition des pommes de terre change suivant les variétés qui ont été prises et suivant l'état des tubercules au moment de leur emploi, et, en outre, le degré d'acidité du milieu n'est pas défini d'une façon exacte. On comprend, dans ces conditions, qu'il est assez difficile de comparer des résultats obtenus sur un milieu aussi variable.

Il est probable que les variations de composition

du milieu entrent pour une bonne part dans la durée que mettent les colonies typhiques à se développer. C'est ainsi qu'avec les uns nous voyons le B. typhique ne mettre que 48 heures à se montrer, alors qu'avec les autres il lui faut 4, 5, 6 et jusqu'à 8 jours pour donner des colonies visibles.

Enfin, il faut remarquer que tous les expérimentateurs qui ont trouvé le B. d'Eberth, malgré l'étude complète qu'ils ont pu en faire, s'ils ne l'ont pas soumis à l'épreuve de la réaction agglutinante, ont donné par cela même des résultats douteux. Ceux de MM. Remlinger et Schneider, comme nous l'avons déjà vu, ne rentrent pas dans cette catégorie ; mais il est cependant permis de se demander comment ces auteurs, dans les analyses d'eaux où ils ont trouvé le B. typhique, ont pu se mettre à l'abri des bactéries liquéfiantes. Il nous semble qu'à ce point de vue l'explication détaillée de la technique qu'ils ont suivie serait loin d'être inutile.

D'autre part, ils font bien observer que, s'ils ont obtenu un aussi grand nombre de résultats positifs, c'est en prélevant sur les plaques de gélatine iodurée toutes les colonies non liquéfiantes. Il faut avouer que, dans ces conditions, le procédé d'Elsner est vraiment peu pratique, et il est probable que certains autres milieux d'une préparation plus facile pourraient donner les mêmes résultats s'ils étaient employés de la même manière.

En somme, soit pour isoler le B. typhique, soit pour le différencier du B. coli, le procédé d'Elsner nous paraît très médiocre. Dans le premier cas, il ne permettra que rarement de déceler le B. d'Eberth dans un milieu où le Colibacille existera en aussi grande quantité que lui. Dans le deuxième, la différenciation par le seul aspect des colonies est impossible, puisque, non seulement des paracolibacilles, mais encore des colibacilles normaux, peuvent présenter, sur gélatine iodurée, l'aspect des colonies typhiques et avoir un développement aussi tardif que ces dernières.

Si les matières fécales peuvent être ensemencées directement sur ce milieu, pour l'eau et les poussières il est indispensable de les faire passer d'abord en milieux phéniqués, pour éliminer les bactéries liquéfiantes ; ce n'est qu'ensuite qu'on pourra isoler sur la gélatine d'Elsner.

Dans tous les cas, ce n'est qu'en prélevant le plus grand nombre possible de petites colonies et en les soumettant à une étude complète qu'on aura quelque chance de succès pour déceler le B. typhique.

Procédé de Grimbert.

M. Grimbert (1), ayant reconnu qu'un des principaux inconvénients du milieu d'Elsner consistait dans la variabilité de sa composition, a fait l'analyse chimique du jus de pommes de terre et, au

(1) Grimbert. Soc. de biologie. 25 Juillet 1896, p. 815.

moyen des éléments que contient ce jus, a préparé un milieu artificiel ne renfermant que des substances chimiques parfaitement définies et, par conséquent, toujours identique à lui-même.

Voici la formule qu'il a indiquée et le mode de préparation :

Eau distillée........................	1000 gr.
Maltose...........................	1
Amidon soluble...................	2
Asparagine.......................	2
Phosphate neutre de potasse......	2
Sulfate de potasse...............	2
Sulfate de magnésie..............	2
Bimalate d'ammoniaque...........	2
Carbonate de magnésie...........	1

On ajoute à cette solution 15 p. 100 de gélatine qu'on fait dissoudre au bain-marie; on laisse refroidir la masse à 55° environ et on ajoute un blanc d'œuf battu dans un peu d'eau. On mélange le tout et on titre l'acidité au moyen de l'eau de chaux, en se servant de phénolphtaléine comme indicateur. Si 10 c. c. de cette gélatine demandent, pour être saturés, plus de 5 c. c. d'eau de chaux, on y verse avec précaution un peu de solution normale de potasse pour la ramener à ce titre. (Nous faisons, au sujet de ce titrage acidimétrique, la même remarque que pour celui de la gélatine d'Elsner. Voir p. 227.) On porte ensuite la gélatine à l'autoclave pendant un quart d'heure à 100°; on filtre et on répartit le liquide ainsi clarifié dans des tubes à essai, à la dose de 9 c. c. Au moment d'en faire usage, on ajoute au contenu d'un tube préalablement liquéfié 1 c. c. d'une solution d'iodure de potassium, ou mieux de bromure de potassium à 10 p. 100. D'après l'auteur, le bromure de potassium favoriserait le développement du B. d'Eberth.

Nous avons fait sur ce milieu quelques ensemencements de cultures pures de B. d'Eberth, de Coli, de mélanges des deux microbes, de selles de typhique, d'eaux et de poussières.

CULTURES PURES DE B. TYPHIQUE. — Trois plaques ensemencées avec du B. d'Eberth pur nous ont toutes donné, au troisième jour, des colonies ayant, à l'œil nu et au microscope, le même aspect que les colonies typhiques sur la gélatine d'Elsner et peut-être un peu plus petites que sur ce dernier milieu. Au bout de 10 jours, ces colonies avaient absolument conservé le même aspect (*Pl. II, fig. 11*).

CULTURES PURES DE B. COLI. — Trois plaques ensemencées avec 3 échantillons de colibacilles différents ont donné, de 36 à 48 heures, des colonies opaques, d'un blanc laiteux. Elles avaient à peu près les mêmes dimensions et le même aspect que sur le milieu d'Elsner; cependant, quelques colonies superficielles présentaient des bords un peu plus découpés que sur ce dernier milieu (*Pl. II, fig. 12*).

MÉLANGES DE CULTURES DE B. D'EBERTH ET DE B. COLI. — Quatre séries de 3 plaques ont été ensemencées avec des mélanges à parties égales des deux microbes et nous ont donné, au 2ᵉ jour, des colonies blanchâtres, opaques, à aspect colibacillaire, et du 3ᵉ au 5ᵉ jour de petites colonies punctiformes en assez grand nombre sur toutes les plaques. Les réactions des divers milieux nous ont montré que les premières appartenaient au B. coli et les secondes au B. typhique.

Nous avons encore pu isoler sur ce milieu au bout de 4 à

5 jours, à trois reprises différentes, du B. typhique mélangé au Coli dans des bouillons phéniqués (procédé Péré, voir p. 211).

CULTURES DE DÉJECTIONS DE TYPHIQUE. — Cette culture ne nous a pas donné d'aussi bons résultats. Au bout de 36 à 48 heures, nous avons obtenu des colonies de colibacilles normaux et, au bout du 3ᵉ jour, des colonies éberthiformes ; mais l'étude complète d'un certain nombre de ces dernières nous a montré qu'elles appartenaient à des paracolibacilles.

CULTURES DE POUSSIÈRES ET D'ÉCHANTILLONS D'EAUX. — Des poussières de plancher, après passage en bouillons phéniqués, nous ont donné des résultats à peu près analogues. Au bout de 48 heures, nous avons aperçu des colonies de B. coli et, au bout du 5ᵉ jour, de très petites colonies éberthiformes appartenant encore à des paracolibacilles, car elles ne nous ont donné que quelques réactions seulement du B. coli.

L'ensemencement direct d'eaux et de poussières nous a prouvé que l'envahissement des bactéries liquéfiantes était tout aussi rapide sur ce milieu que sur la gélatine d'Elsner.

Ces résultats nous montrent que si le milieu de M. Grimbert a la plupart des inconvénients de celui d'Elsner, il peut cependant remplacer ce dernier avec avantage. Pas plus que lui, il ne peut être employé directement pour les analyses d'eaux ou de poussières et, pour établir la diagnose d'un bacille isolé sur ce milieu, il faut en faire l'étude complète ; mais, au moins, d'après nos résultats, le développement du B. d'Eberth mélangé au B. coli à parties égales est constant, ce qui n'arrive pas sur la gélatine d'Elsner.

D'autre part, ce milieu est parfaitement défini et sa préparation est plus facile et plus rapide que celle du précédent. Ces raisons nous paraissent suffisantes pour employer le procédé de Grimbert de préférence à celui d'Elsner, mais dans les mêmes conditions que ce dernier.

PROCÉDÉ DE CAPALDI.

M. Capaldi (1), pour isoler le B. d'Eberth et le différencier du B. coli, a préconisé le milieu suivant :

Eau distillée..........................	1000 gr.
Peptone de White....................	20
Gélatine...............................	10
Glucose ou mannite..................	10
Chlorure de sodium..................	5
Chlorure de potassium	5

On filtre, on ajoute de la gélose dans la proportion de 2 p. 100 et, pour alcaliniser, 10 c. c. d'une solution normale de soude ; on fait ensuite bouillir le liquide, on le filtre et on le stérilise.

D'après l'auteur, sur ce milieu solide, les colonies typhiques se distinguent très facilement des colonies colibacillaires. En ensemençant sur une plaque un mélange des deux bacilles, on peut déjà, après 18 heures d'étuve à 37°, apprécier très nettement

(1) CAPALDI. Zeits. für Hyg., t. XXIII, p. 475, 1896.

les caractères des deux espèces. Les colonies typhiques sont petites, transparentes, presque incolores, avec des reflets bleuâtres à la lumière réfléchie; les colonies colibacillaires, plus volumineuses et lactescentes. L'auteur, ayant ensemencé sur ce milieu des selles de typhique, a constaté la présence du B. d'Eberth sur une plaque au bout de 18 heures d'étuve.

Nous avons ensemencé séparément, sur des plaques de ce milieu, du B. d'Eberth et du B. coli et, sur d'autres plaques, des mélanges à parties égales des deux bacilles; mais nous n'avons pas obtenu de bons résultats.

Les colonies typhiques présentent bien, au bout de 18 à 24 heures, les caractères décrits par l'auteur; mais les colonies de B coli sont de deux sortes : les unes, grandes, correspondent parfaitement à la description donnée plus haut, et les autres, bien plus petites, se rapprochent beaucoup de l'aspect des colonies typhiques, de telle sorte que, s'il est facile de distinguer les colonies typhiques des grosses colonies de Coli, il devient beaucoup plus difficile de les différencier des petites colonies de ce dernier microbe. Sur une même plaque ensemencée des deux espèces la différenciation nous paraît à peu près impossible.

L'ensemencement de selles de typhique sur plusieurs plaques nous a donné deux sortes de colonies présentant les caractères que nous venons d'indiquer. Parmi les petites colonies, nous en avons prélevé un certain nombre présentant l'aspect éberthien, mais l'ensemencement en divers milieux nous a montré qu'elles étaient formées uniquement par le B. coli.

Ces résultats nous permettent de conclure que si le milieu de Capaldi est un bon milieu de culture pour le B. d'Eberth, puisque ce dernier y pousse aussi rapidement que le Coli, il ne peut pas servir à différencier ces deux microbes. Si des bacilles typhiques existent en même temps que des colibacilles sur une plaque, ce n'est qu'en prélevant un peu au hasard un très grand nombre de petites colonies qu'on aura quelque chance de les rencontrer.

Procédés de Piorkowski.

En 1896, M. Piorkowski (1), cultivant le B. d'Eberth et le B. coli sur des milieux additionnés d'urine, constata entre les cultures de ces deux microbes des différences remarquables, notamment un retard bien marqué du développement du B. typhique opposé à une croissance exubérante du B. coli.

Les milieux nutritifs employés par l'auteur étaient préparés de la manière suivante :

Bouillon a l'urine. — On met dans un matras 1000 gr. d'urine et on y ajoute 0gr·40 de peptone ; le tout est placé pendant 15 minutes dans la vapeur à 100°. La solution ainsi préparée est filtrée et versée dans des tubes à essai à la dose de 10 c. c., et ceux-ci sont soumis à une stérilisation discontinue de 10 à 15 minutes pendant 2 jours.

(1) Piorkowski. Centralb. für Bakt., t. xix, p. 684, 1896.

GÉLATINE A L'URINE. — On ajoute à l'urine, en plus de
0,50 p. 100 de peptone, 10 à 12 p. 100 de gélatine qu'on y fait
dissoudre à chaud, puis on filtre et on répartit dans des tubes
qu'on stérilise de la même façon que pour le bouillon.

GÉLOSE A L'URINE. — On prépare ce milieu comme le précédent, seulement on remplace la gélatine par de l'agar qu'on
emploie à la dose de 2 p. 100. La gélose étant plus difficile à
faire dissoudre que la gélatine, il faut laisser le milieu dans
le bain de vapeur pendant une trentaine de minutes environ.

L'auteur fait remarquer que, pour éviter la décomposition
de l'urée et la précipitation des phosphates, le séjour à 100°
ne doit pas être prolongé trop longtemps. En outre, si la stérilisation n'est pas suffisante, ces milieux s'altèrent assez facilement; aussi il vaut mieux n'en préparer qu'une petite
quantité à la fois. Pour éviter la transformation de l'urée en
carbonate d'ammoniaque et la formation de cristaux ou de
légers dépôts, on ne doit employer que de l'urine fraîche;
mais on peut encore éviter ces altérations en ajoutant aux
milieux, avant de les stériliser, quelques gouttes d'acide pur.

M. Piorkowski a expérimenté ces milieux avec
12 échantillons de B. coli et 3 échantillons de B. typhique, et voici les différences qu'il a constatées entre les deux bacilles : les tubes de bouillon à l'urine
ensemencés de B. coli présentaient des dépôts beaucoup plus abondants que les tubes de B. d'Eberth
et, en agitant ces divers tubes, on obtenait pour les
premiers un trouble plus intense que pour les autres.

Sur les plaques de gélatine, les colonies de B. coli
apparaissaient au bout de 24 à 36 heures. Les colonies profondes étaient petites, arrondies ou ovalai-

16

res ; leur teinte variait du jaune clair au jaune brun.
D'ailleurs, après 2 ou 3 jours, toutes les colonies
étaient colorées en jaune brun. Leur bord était nettement circonscrit et elles présentaient dans leur
structure de fines granulations. Les colonies superficielles formaient des pellicules à aspect humide et
d'une teinte jaunâtre ou grise, les plus grandes
présentant un centre plus foncé. Le plus souvent
elles conservaient une forme arrondie et sans dé-
coupures profondes des bords.

Les colonies de B. typhique étaient tout à fait
différentes. Après 36 heures, elles apparaissaient
comme de petits points arrondis, brillants comme
des gouttelettes d'eau et fortement réfringents. Les
bords de ces colonies n'étaient limités nettement
qu'en apparence. Vus à un certain grossissement
(obj. 4 de Leitz), ils se montraient très finement découpés et émettaient autour d'eux de très fins filaments dans une disposition régulière. A la surface,
les colonies formaient de petites pellicules transparentes et finement granuleuses qui envoyaient en
tous sens de fins prolongements.

Sur gélose, les ensemencements en strie donnèrent des résultats aussi caractéristiques. Au bout
de 24 heures, les stries, ensemencées de B. coli,
avaient poussé d'une façon exubérante ; elles étaient
brillantes et humides, faisant saillie à la surface,
d'un blanc grisâtre à la lumière réfléchie et d'un
blanc bleuté à la lumière transmise, les parties cen-
trales paraissant plus foncées que les bords. Au

microscope, ces stries se présentaient avec un bord nettement délimité.

Le B. typhique avait un développement plus tardif. Les stries n'apparaissaient qu'après 36 heures, extrêmement minces et brillantes, claires comme de l'eau. De plus, tout le long des bords partait une infinité de petits filaments sinueux.

Sur gélatine à l'urine, les stries, quoique moins exubérantes, se présentaient avec les mêmes caractères. Parfois, il arrivait qu'à côté de la strie se développaient de très fines colonies superficielles ; elles se reconnaissaient aussitôt comme appartenant au B. d'Eberth par leurs filaments sinueux typiques.

Sur gélatine en piqûre, le B. coli avait formé, le long du trait d'inoculation, une traînée d'un blanc grisâtre, large de 2 $^{m/m}$ environ et présentant de fines granulations. A la surface de la piqûre, une pellicule de même couleur, épaisse, humide et luisante, s'étendant jusqu'aux parois du tube. Le B. typhique formait une fine traînée de même largeur, régulière et transparente ; de tous les côtés, de petits filaments très fins étaient disposés sur ses bords. De plus, à la surface, il n'y avait pas de développement, tout au plus pouvait-on remarquer un anneau très étroit autour de l'orifice du trait d'inoculation.

Recherches sur la Gélatine à l'urine (1er procédé). — Nous avons préparé de la gélatine à l'urine, suivant la technique de M. Piorkowski, et nous avons fait quelques recherches sur ce milieu. Trois séries de plaques ont été ensemencées, la première avec des cultures pures de B. coli, la deuxième avec des cultures pures de B. typhique, et la dernière avec un mélange à parties égales des deux bacilles.

CULTURES PURES DE B. COLI. — Trois plaques sont ensemencées avec des cultures pures de 3 échantillons de coli et mises à l'étuve à 22°. Au bout de 36 heures, on voit sur ces plaques deux sortes de colonies, les unes profondes, les autres superficielles. Les colonies profondes sont petites, rondes ou ovalaires, à bords nettement délimités ; elles présentent une teinte jaune brun uniforme dans toute leur étendue. Les colonies superficielles forment de petites pellicules opaques d'un jaune brun, à bords irréguliers plus ou moins découpés. Au microscope, on voit que ces colonies présentent, vers leur centre, une partie plus foncée que le reste de la colonie ; quelques-unes cependant ont une teinte uniforme, mais elles sont excessivement rares.

CULTURES PURES DE B. TYPHIQUE. — Sur 3 plaques ensemencées, on voit aussi, au bout de 36 heures, des colonies profondes et des colonies superficielles. Les colonies profondes sont rondes ou ovalaires : elles ont les mêmes caractères que les colonies de Coli ; quelques-unes présentent une partie centrale plus foncée que la périphérie.

Les colonies superficielles forment des pellicules claires, transparentes, d'un blanc bleuté. Au microscope, la plupart de ces colonies présentent, vers leur centre, une partie jaunâtre, toujours plus foncée que la périphérie. Les bords sont irréguliers et présentent une infinité de petites échancrures.

Avec la transparence, ces échancrures constituent les seules différences que l'on puisse remarquer entre ces colonies et celles du colibacille. Celles-ci présentent bien des bords dé-

coupés, mais avec de grandes échancrures; sur les colonies
typhiques, au contraire, elles sont très petites.

MÉLANGES DE CULTURES DE B. TYPHIQUE ET DE B. COLI. —
Après avoir préparé des dilutions de 3 mélanges à parties
égales de B. typhique et de B. coli, en nous servant de 3 colibacilles différents, nous les ensemençons sur une série de
plaques. Au bout de 36 heures, on aperçoit diverses colonies.

Les colonies profondes présentent toutes à peu près le même
aspect et aucune n'a de particularité suffisante pour qu'on
puisse la différencier des autres. Il n'en est pas de même pour
les colonies superficielles, dont quelques-unes se distinguent
des autres par leur transparence et leurs bords. On voit deux
sortes de colonies, les unes se présentant comme éberthiformes, les autres comme colibacillaires. Les ensemencements
en divers milieux et les diverses réactions obtenues nous ont
montré qu'il s'agissait bien, pour les premières, de B. typhique, et pour les secondes de B. coli.

On voit, d'après ces résultats, que nous n'avons
jamais obtenu autour des colonies typhiques les fins
filaments qu'a décrits M. Piorkowski. Nous considérons, de plus, que les caractères entre les colonies
des deux bacilles, même en ne prenant que les colonies superficielles, ne sont pas suffisamment tran-
chés pour permettre une différenciation par un
simple examen, soit à l'œil nu, soit au microscope.
Nous avons remarqué, en effet, plusieurs colonies
présentant un aspect intermédiaire entre les colonies types des deux bacilles. Les diverses réactions
qu'elles ont présentées appartenant au Coli, nous
voyons que ce dernier peut se rapprocher de l'as-

pect eberthiforme, aussi bien sur la gélatine à l'u-
rine que sur la gélatine ordinaire.

Il est cependant intéressant de constater que la
gélatine à l'urine permet au B. typhique de se développer, en présence du Coli, aussi vite que ce
dernier.

Nous allions, pour cette raison, poursuivre quelques recherches sur ce procédé, lorsque M. Piorkowski fit dernièrement une communication à la
Société de médecine de Berlin (1) sur un nouveau
milieu à l'urine donnant des résultats meilleurs que
les précédents au point de vue de la rapidité du développement du B. d'Eberth et de la netteté parfaite
des caractères différentiels.

Voici la technique pour la préparation du milieu :

On prend de l'urine normale, recueillie depuis deux jours,
d'une densité de 1,020 et qui a pris, dans l'intervalle, une réaction alcaline; on y ajoute 0,50 p. 100 de peptone et 3,30 p. 100
de gélatine. On la chauffe 1 heure à l'autoclave à 100° et on
la filtre aussitôt. Puis on répartit dans des tubes à essai et on
stérilise à l'autoclave à 100° pendant 15 minutes. Cette stérilisation doit être renouvelée le jour suivant, pendant 10
minutes seulement, pour ne pas trop gêner ensuite la solidification de la gélatine.

D'après l'auteur, sur ce milieu, après un séjour
de 20 heures à l'étuve à 22°, les colonies de Coli se
présentent au microscope, sous un faible grossisse-

(1) PIORKOWSKI. Berl. klin. Woch , 13 févr. 1899, p. 145.

ment, arrondies, jaunâtres, avec de petites granulations et à bords tranchants. Les colonies de B. typhique sont tout à fait différentes ; elles sont formées de filaments radiés, la plupart sinueux
comme des spirilles. Les expériences faites sur un
grand nombre d'échantillons de colibacilles et de
bacilles typhiques lui ont toujours donné les mêmes résultats.

L'auteur a fait aussi des recherches sur les déjections de quatre typhiques, et dans les quatre cas
il a vu, au bout de 20 heures, sur les plaques ensemencées, au milieu des colonies de Coli, et en très
grand nombre, des colonies éberthiennes aussi caractéristiques que dans les cultures pures.

Il faut reconnaître que s'il en était toujours ainsi,
ce procédé serait bien supérieur à tous les autres ;
malheureusement, nos expériences ne nous ont pas
donné des résultats aussi constants.

Recherches sur la Gélatine à l'urine (2e procédé).
— Nous avons préparé de la gélatine à l'urine d'a-
près la formule indiquée plus haut, et nous avons
ensemencé plusieurs plaques de ce milieu avec des
cultures pures de B. d'Eberth et de B. coli, et avec
des mélanges de ces deux microbes.

Dans une première série de plaques, nous avons
obtenu des résultats analogues à ceux de M. Piorkowski. Ils n'en différaient que par la durée de
temps plus longue que mettaient les colonies à se
développer.

Sur les plaques mélangées des deux cultures, on
pouvait très bien distinguer à l'œil nu, au bout de
48 à 60 heures, deux sortes de colonies : les unes
nettement arrondies, opaques, jaunâtres, les autres
sans contour bien délimité, formant dans la gélatine de petites taches opalescentes, nuageuses, se
rapprochant de l'aspect de certaines moisissures.

Au microscope, la différence était encore plus
marquée : les colonies de Coli, arrondies et à bords
nettement délimités, différaient entièrement des colonies typhiques. Celles-ci étaient formées d'un
grand nombre de petits filaments sinueux, rayon-
nant autour d'un petit noyau central *(Pl. II, fig.
17 et 18)*. Au bout d'une dizaine de jours, ces dernières colonies avaient pris un grand développement, tout en conservant le même aspect.

Mais ce caractère des colonies typhiques n'a pas
été constant. Après avoir préparé le milieu de la
même manière, mais avec un autre échantillon
d'urine normale, nous avons ensemencé une
deuxième série de plaques. Or, dans celles-ci, nous
n'avons pas retrouvé une seule colonie filamen-
teuse. Nous avons alors recherché si l'acidité ou
l'alcalinité de l'urine avait une certaine influence
sur la forme des colonies typhiques.

Avec de l'urine ancienne ayant acquis une forte
réaction alcaline ou de l'urine fraîche alcalinisée
avec du carbonate de soude, nous avons obtenu
des colonies typhiques ressemblant à celles du
Colibacille sur gélatine ordinaire. Avec de l'urine

fraîche à réaction franchement acide, les colonies éberthiennes se rapprochaient de l'aspect ordinaire qu'elles présentent sur gélatine normale. Les colonies superficielles formaient de minces pellicules bleutées et transparentes, à bords finement découpés.

Dans ces conditions, on comprend que la gélatine à l'urine n'aurait pas un grand avantage sur les milieux précédents. Un des inconvénients principaux de ce milieu nous paraît être la variabilité de composition de l'urine. En effet, nous venons de voir qu'en employant deux échantillons d'urine normale ne provenant pas du même individu, nous avons obtenu des résultats différents. De plus, il s'en faut de beaucoup que l'urine normale ait pris toujours, au bout de 48 heures, une réaction alcaline. Un certain nombre d'échantillons d'urine, examinés à ce point de vue, nous ont montré qu'une réaction acide, même après 2 jours, était très fréquente.

Puisque toutes ces conditions ont une influence sur la morphologie des colonies, les résultats que nous avons obtenus ne peuvent pas être opposés à ceux de M. Piorkowski; mais ils montrent que de nouvelles recherches sont nécessaires pour déterminer quelle est l'urine qui convient le mieux, par sa composition chimique, à la formation des colonies typhiques filamenteuses, et quelque expérimentateur arrivera peut-être ainsi à créer un milieu artificiel, comme M. Grimbert l'a déjà fait pour le milieu d'Elsner.

Lorsqu'on pourra comparer les résultats obtenus

sur des milieux mieux définis, alors seulement la
valeur du procédé de M. Piorkowski pourra être
jugée (1).

III

Procédés de recherche et d'isolement du Colibacille.

Tous les procédés qui s'appliquent à l'isolement
du B. d'Eberth s'appliquent en même temps à celui
du Colibacille; mais il y en a d'autres qui ont simplement pour but de mettre en évidence le B. coli
dans certains milieux ou de l'isoler à l'exclusion
des autres bactéries.

Procédé de Lignières.

En 1894, M. Lignières (2) a imaginé un procédé
très simple qui permet d'isoler le B. coli dans tous
les substrata où il peut exister. Ce procédé consiste à employer le thé de foin comme milieu de
culture.

(1) M. P. Hiss a aussi indiqué, à l'Académie de médecine de New-York (16 nov.
1897), un procédé basé sur l'emploi d'un milieu acidulé à l'HCL pour isoler le
B. d'Eberth dans les selles, et qui donnerait 50 p. 100 de résultats positifs; mais
la formule exacte du milieu n'a pas été donnée. (*Semaine médicale*, 1897, p. 455.)
(2) Lignières. Soc. de biologie, 3 mars 1894, p. 200.

On fait infuser du foin pendant un quart d'heure dans de l'eau bouillante; on filtre, si c'est nécessaire, et on le stérilise ; l'infusion à 3 p. 100 est celle qu'on doit employer de préférence.

On ensemence ce milieu avec les matières où l'on veut déceler le B. coli, matières fécales, eaux, poussières, etc., et on le met à l'étuve à 37°. Au bout de 18 à 24 heures, le liquide se trouble et on peut alors isoler sur plaques le Colibacille qui s'y trouve très souvent en culture pure; car le thé de foin est impropre ou très peu favorable au développement d'un grand nombre de microbes. Cela tient, pour une part, à ce que le B. coli transforme, en 6 ou 8 heures, la réaction neutre ou légèrement alcaline du thé de foin en une réaction franchement acide.

Le B. typhique ne se développe pas tout d'abord ou pousse très mal dans ce milieu; mais on peut l'y accoutumer assez rapidement.

PROCÉDÉ DE FREUDENREICH.

M. de Freudenreich [1], pour mettre en évidence, d'une façon sûre et très simple, le B. coli dans une eau sans avoir besoin de l'isoler, et pour savoir en même temps dans quelle quantité il s'y trouve, se

[1] DE FREUDENREICH. Ann. de micrographie, t. VII, p. 326, 1895.

sert de bouillon additionné de 5 p. 100 de sucre de lait.

On ensemence des doses croissantes d'eau dans des matras remplis de ce bouillon (1 goutte, 10 gouttes, 20 gouttes, etc.), et on porte ces matras à 37°. Si le B. coli est présent dans l'eau ensemencée, on observe une vive fermentation après 12 ou 24 heures, apparente surtout lorsqu'on agite le liquide. D'après l'auteur, les bactéries vulgaires de l'eau et même les microbes de la putréfaction ne provoquent pas cette fermentation. Ils troublent le bouillon sans y produire de dégagement gazeux ou ne le troublent pas du tout si la quantité d'eau ensemencée est peu considérable.

Cette fermentation permet donc de reconnaître la présence, dans une eau, d'une espèce bactérienne du genre coli et, si l'on a eu le soin de varier suffisamment les doses d'eau ensemencées, on peut être fixé en 24 heures sur la teneur approximative de l'eau en colibacilles. Si l'on veut être renseigné à ce point de vue, avec une eau très impure on ensemencera des fractions de goutte en faisant des dilutions.

Procédés d'Abba et de Graziani.

M. Abba(1), pour mettre en évidence et isoler le B. coli dans l'eau, a imaginé un procédé basé sur

_____

(1) Abba. Centralb. für Bakt., t. xix, p. 13, 1896.

l'emploi d'un milieu nutritif lactosé et coloré à la phénolphtaléine.

Voici la formule de ce milieu :

Lactose...........................	200 gr.
Peptone sèche.....................	100
Chlorure de sodium................	50
Eau...........	1000

On chauffe cette solution à l'autoclave, pendant demi-heure, à 100°, puis on la filtre et on la met dans des matras de 100 c. c. On prend un litre de l'eau à analyser et on y verse un matras de la solution. On y met alors 0°5 d'une solution alcoolique de phénolphtaléine et d'une solution saturée à froid de carbonate de soude, jusqu'à ce que l'eau ait pris une teinte rose persistante (en général 2 à 3 c. c. suffisent). L'eau ainsi préparée et colorée est répartie dans quelques flacons d'Erlenmeyer et placée à l'étuve à 37°.

Si le Colibacille est présent dans l'eau que l'on examine, après 12, 16 ou 24 heures on voit le liquide contenu dans un, plusieurs ou tous les flacons entièrement décoloré. On cherche alors à isoler le microbe en ensemençant ce liquide sur plaques de gélose.

M. Graziani (1) emploie dans le même but un milieu analogue, mais d'une formule différente :

Eau distillée.....................	280 gr.
Bouillon simple	40
Peptone	25
Lactose...........................	50
Lessive de soude.............. ..	10 c. c.

(1) GRAZIANI. Arch. de méd. exp., t. IX, p. 93, 1897.

On fait bouillir le tout une heure et demie au bain-marie et le liquide prend la teinte du bouillon ordinaire, mais d'une nuance plus foncée. Puis on colore ce liquide en ajoutant 0,08 de phénolphtaléine ou 0ᵍʳ 20 de fluorescéine ; il prend une coloration rouge avec la première et jaune à fluorescence verte avec la deuxième. On stérilise ensuite à 110° et on répartit en flacons ou en tubes.

On ensemence ces tubes avec l'eau ou les matières où l'on recherche le B. coli et on les porte à 37°. Si ce bacille y existe, il se développe très rapidement dans ce liquide ; il provoque en quelques heures la décoloration ou la perte de fluorescence, suivant la matière colorante employée, et donne, en même temps, un dégagement abondant de bulles gazeuses. On n'a plus qu'à isoler sur gélose.

CHAPITRE VII

_____

Différenciation des Bacilles typhique, Coli et de quelques espèces similaires.

Par les divers procédés de recherche du B. typhique et du B. coli, on arrive souvent à isoler un certain nombre d'espèces étrangères à ces deux microbes. Comme la plupart de ces espèces résistent à un ou plusieurs passages en milieux phéniqués et que quelques-unes présentent des caractères morphologiques qui pourraient les faire confondre, au premier abord, avec le B. d'Eberth ou le B. coli, il est nécessaire de connaître les principales et les moyens de les différencier de ces deux bactéries.

Il y a d'abord certaines espèces qui croissent bien dans les milieux phéniqués, mais qu'un simple examen microscopique suffit à faire reconnaître. C'est ainsi qu'on peut trouver des microcoques et des streptocoques dont les colonies sur pla-

ques de gélatine ressemblent beaucoup à celles du B. d'E-
berth.

Quant aux bacilles, c'est surtout par l'aspect des cultures
qu'on arrive assez facilement à les différencier. Parmi eux on
trouve :

Le B. subtilis et le B. mesentericus, qui liquéfient la gélatine et donnent en bouillon un voile blanc, sec, ridé, au-dessous duquel le liquide reste clair; de plus, ils ne résistent pas
à un deuxième passage en bouillon phéniqué, fait 6 à 7 heures après le premier ensemencement.

Le B. janthinus de Zopf donne au début, sur gélatine, des
colonies tout à fait semblables aux colonies typhiques; mais,
au bout d'un temps assez long, il produit une teinte violette
et liquéfie la gélatine. Sur pomme de terre, la culture forme
une couche mince, humide, brillante, qui brunit avec le
temps.

Le B. fluorescens putridus présente des colonies qui ne liquéfient pas la gélatine, mais qui atteignent, en peu de jours,
de grandes dimensions et présentent une auréole verdâtre qui
diffuse dans le milieu environnant. Sur gélatine en tubes, les
cultures sont épaisses et dégagent une odeur d'urine putré-
fiée Sur pomme de terre, la culture est mince, visqueuse et
brillante, d'une coloration rosée et présentant des bulles
gazeuses.

Le B. aquatilis sulcatus de Weichselbaum (1). Cet auteur
a décrit, sous ce nom, cinq bactéries qu'il a isolées des eaux
de Vienne et qui présentent, sur la gélatine en plaques, des
colonies semblables à celle du B. typhique.

Le B. n° 1 se présente en bâtonnets très mobiles; il est caractérisé par la culture sur pomme de terre, qui a un développement abondant et prend, à un moment donné, une teinte
verdâtre.

Le B. n° 2 a la même forme, mais il donne sur pomme de

(1) WEICHSELBAUM. Das œsterreichische Sanitaetswesen, 1889, nos 14-23.

terre une culture cireuse, d'un gris bleuté, et dégage une légère odeur d'urine.

Le B. n° 3 a des éléments très courts, plus gros que les précédents, se rapprochant de la forme des cocci. Sur pomme de
terre, il donne une culture jaune qui devient plus tard bleue
verdâtre.

Le B. n° 4 a des éléments plus ou moins longs, suivant le
milieu nutritif, peu mobiles ; il se développe plus lentement
que les autres et pas du tout sur pomme de terre.

Le B. n° 5 se présente en bâtonnets assez gros et mobiles ;
sur pomme de terre, la culture est d'un jaune pâle, avec des
bords d'une teinte plus foncée.

Le B. pseudo typhique de Weichselbaum ressemble beaucoup, sur gélatine, au B. fluorescens putridus et donne, sur
pomme de terre, une couche jaunâtre et cireuse. Pour quelques bactériologistes il serait identique au B. f. putridus.

Le B. pseudo-typhique de Santori donne, sur pomme de
terre, une culture épaisse, pulpeuse, d'une coloration jaune
brun qui s'étend sur tout le milieu, et le B. pseudo-typhique de Lustig a des mouvements lents et donne, sur pomme de
terre, des colonies saillantes et humides d'un jaune brun (1).

Les trois bacilles pseudo-typhiques de Cassedebat (2) trou-
vés dans les eaux de Marseille présentent aussi quelques caractères particuliers : le B. n° 1 liquéfie la gélatine ; le B. n° 2
forme, à la surface du bouillon, une membrane épaisse, résis-
tante, qui s'enlève en bloc et au-dessous de laquelle le liquide
reste clair ; le B. n° 3 trouble le bouillon, dès le premier jour,
à la température du laboratoire, et donne à la surface de petites pellicules chatoyantes.

Enfin, on a signalé, comme pouvant se développer dans les
milieux phéniqués, le B. rouge de Globig, qui donne, en bouillon, un voile compact avec liquide clair en dessous ; le B.

(1) Lustig. Diagnostica dei batteri delle acque, 1890.
(2) Cassedebat. Ann. de l'Inst. Pasteur, t. iv, p. 625, oct. 1890.

pyocyanique, le B. violaceus, le B. ochraceus, le B. fluorescens liquefaciens; des Cladothrix, des Leptothrix et des
levures.

Un certain nombre de microbes pathogènes
avaient été décrits, il y a plusieurs années, comme
des espèces distinctes, alors que le B. coli et la variabilité de ses caractères n'étaient pas encore bien
connus. Mais on a reconnu, depuis, que quelques-
uns de ces microbes étaient absolument identiques
au Colibacille et que les autres s'en rapprochaient
beaucoup. On peut donc les considérer aujourd'hui
comme faisant partie du même groupe.

Dans cette catégorie se trouvent :

Le Bacille de Buchner ;
Le B. des selles de Brieger ;
Le B. neapolitanus (Emmerich, 1885);
Le B pyogenes fœtidus (Passet, 1885);
La bactérie septique de la vessie (Clado, 1887);
Le B. de la dysenterie épidémique (Chantemesse et Widal,
1888);
Le B. enteritidis (Gaertner, 1888);
Le B. endocarditis griseus (Weichselbaum, 1888);
Le B. de l'endocardite de Lion et Gilbert ;
Le B. pyogène (Hallé et Albarran, 1888);
Le B. lactis aerogenes (Escherich, 1885) (1).

Si quelques-uns de ces microbes se séparent du
B. coli type par un certain nombre de caractères, ils
s'y rattachent par d'autres tout aussi importants.

_____

(1) Ces différents types sont décrits dans le Traité de bactériologie de Macé,
1897.

C'est pour la même raison que quelques microbes découverts depuis peu de temps, comme les bacilles de Nocard (1892) (1) et de Thomassen (1897) (2), bien qu'ils présentent quelques propriétés spéciales, ne paraissent être que des races de Colibacille.

Mais si, parmi les types qui rentrent dans le groupe du B. coli, quelques-uns sont assez bien définis, la plupart sont encore indéterminés, et on ne peut actuellement que les diviser en deux catégories : dans la première, ceux qui présentent toutes les propriétés caractéristiques du Bacille coli type et qu'on désigne sous le nom de colibacilles normaux, et dans la deuxième ceux qui ne présentent que quelques-unes de ces propriétés.

C'est dans cette deuxième catégorie que se trouvent un certain nombre de variétés qui se rapprochent beaucoup du B. typhique et qui ont reçu, suivant les auteurs, les noms de bacilles pseudo-typhiques, simil-typhiques (Lustig, Cassedebat, Remy et Sugg, Germano et Maurea) [3], paratyphiques (Achard et Bensaude), paracolibacilles (Widal). Comme le B. d'Eberth est aujourd'hui parfaitement spécifié et que ces microbes voisins s'en séparent nettement par quelques caractères, le nom de paracolibacilles, appliqué à tous les types de cette catégorie, est celui qui paraît convenir le mieux.

---

(1) GILBERT et FOURNIER. Acad. de méd. et Soc. de biologie, 1896.

(2) THOMASSEN. Ann. de l'Inst. Pasteur, t. XI, p. 522.

(3) BABÈS a fait aussi, en 1890, un travail important sur un grand nombre de variétés de ces bacilles (Zelts. für Hyg., t. IX, 1890).

La diversité de tous ces types colibacillaires et, pour certains, leur rapprochement du B. d'Eberth, font que la différenciation de ces microbes n'est pas toujours facile et qu'on ne peut les déterminer que par la recherche d'un grand nombre de caractères.

En résumé, pour faire la détermination ou diagnose d'un bacille typhique ou d'un colibacille, il est indispensable, pour mettre en évidence tous les caractères importants, de suivre la série des opérations suivantes :

1° Culture en bouillon [I] ;

2° Culture sur gélatine ;

3° Culture sur pomme de terre ;

4° Culture sur artichaut ;

5° Culture en bouillon lactosé et coloré ;

6° Culture dans le lait ou le lacto-serum artificiel ;

7° Culture sur gélose [II] ;

8° Culture en solution de peptone [III].

[I] Avec la culture en bouillon on fait l'examen microscopique sans coloration, pour observer la mobilité des bacilles, des préparations microscopiques colorées et des préparations traitées par la méthode de Gram. La culture en bouillon peut encore servir à faire l'épreuve du séro diagnostic et des inoculations aux animaux, si l'on veut connaître la virulence du bacille étudié.

[II] La culture sur gélose peut servir à rechercher l'agglutination par la vésuvine.

[III] La culture en solution de peptone sert à la recherche de l'indol ; elle peut être aussi employée au sérodiagnostic et à l'expérimentation sur les animaux.

TABLEAU COMPARATIF

DES PRINCIPAUX CARACTÈRES PHYSIQUES ET BIO-CHIMIQUES DU
BACTERIUM COLI ET DU BACILLE TYPHIQUE.

———— —— ——

(Les caractères précédés d'un astérisque (*) sont des caractères constants).

	BACTERIUM COLI	BACILLE TYPHIQUE
Habitat.	Organisme de l'homme et des animaux, déjections, milieu extérieur.	Organisme des typhiques, déjections, milieu extérieur.
Morphologie.	Bacille polymorphe, bâtonnets généralement courts (2 à 5 μ), quelquefois formes longues, formes en navette, etc.	Id.
Coloration.	Se colore facilement par les couleurs basiques d'aniline. * Est décoloré par la méth. de Gram.	Id. * Id.
Mobilité.	Mobile ou immobile.	* Mobile.
Cils.	Flagella peu nombreux, 2 à 6 en moyenne, fragiles.	Flagella nombreux, 12 à 15 en moyenne.
Conditions générales de développement.	Aérobie et anaérobie. Température optima 35° à 38°. Maxima 46°.	Id. Température optima 35° à 38°. Maxima 45° à 45°5.

	BACTERIUM COLI	BACILLE TYPHIQUE
Cultur. en bouillon.	Trouble rapide (12 h.), reflets moirés, pellicule très légère à la surface, puis dépôt abondant au fond du tube, odeur fétide.	Développement moins rapide, pas de pellicule, dépôt moins abondant, pas d'odeur fétide.
Cultures sur gélatine.	* Ne liquéfie pas. Se développe de 24 à 48 h.	* Id. Id.
Cultur. sur gélatine en piqûre.	Strie dentelée, blanchâtre ou jaunâtre ; enduit superficiel gris sale, crémeux, peut couvrir toute la surface.	Mêmes caractères. Enduit superfic., mince, transparent, étalé ou épais, opaque, hémisphérique.
Cultur. sur gélatine inclinée en strie.	Couche mince, transparente, à reflets nacrés et bleuâtres, à bords sinueux ou couche épaisse d'un blanc sale.	Id.
Cultur. sur gélatine en plaques	Colonies polymorphes, transparentes, claires ou opaques et brun jaunâtre.	Id. — Les colonies superficielles types ont l'aspect de glaciers.
Cultures sur gélose.	Se développe de 12 à 24 h.	Id.
Cultures sur gélose inclinée en strie.	Enduit blanc bleuté assez épais, à bords festonnés, envahissement très rapide.	Mêmes caractères, mais envahissement moins rapide.
Cultures sur gélose en plaques	Colonies arrondies, blanchâtres, bleutées.	Id.
Cultur. sur gélatine touraillon	Développement abondant	Développement faible ou nul.

	BACTERIUM COLI	BACILLE TYPHIQUE
Cult. sur pomme de terre.	Enduit épais, humide, luisant, de couleur variant avec l'âge : jaune clair, jaune foncé, purée de pois, brun chocolat.	Culture non apparente ou enduit vernissé, incolore, rappelant la glacure de certains gâteaux.
Cultur. sur artichaut.	Culture apparente et pigmentation verte du milieu nutritif.	* Pas de pigmentation verte.
Cultures dans les liqueurs minérales.	Développement abondant	Développement faible ou nul.
Cult. sur milieux Elsner et Grimbert.	En 36 h. colonies arrondies, opaques et brunes	De 3 à 6 jours en moyenne, petites colonies arrondies, brillantes et claires comme des gouttelettes d'eau.
Cultures sur milieu de Piorkowski (1899).	En 24 h. colonies arrondies, jaunâtres, à bords nettement délimités.	De 24 à 60 h., colonies nuageuses, opalescentes, formées de filaments radiés et sinueux, aspect de moisissure.
Cult. dans le thé de foin à 3 p. 100.	Se développe.	Ne se développe pas.
Action sur les sucres.		
Glucose.	Fait fermenter activem.	Fait ferment. moins activ.
Saccharose.	Fait fermenter.	Fait fermenter.
Lactose.	Fait fermenter.	* Ne fait pas fermenter.
Cultures dans les milieux lactosés et colorés.	Produit des modifications de couleur.	* Ne produit pas de modification de couleur.
Lait et lacto-serum artificiel.	Coagule.	* Ne coagule pas.

	BACTERIUM COLI	BACILLE TYPHIQUE
Mannite. — Milieux de Capaldi et Proskauer.		
— Milieu I.	Rougit.	* Ne se dével. pas (bleu).
— Milieu II.	Le milieu reste bleu.	Rougit.
Action sur l'urée	Décomposition et réaction ammoniacale.	* Pas de décomposition.
Action sur les nitrates.	Fait fermenter et dégage de l'azote.	Id.
Production de gaz dans les cultures (H^2S).	Dégagement.	* Pas de dégagement.
Réaction de l'indol.	Positive.	* Négative.
Résistance aux antiseptiques.		
Bouillon additionné de formaline de 1 p. 13000 à 1 p. 5000	Se développe.	Ne se développe pas.
Bouillon additionné d'acide arsénieux de 1,50 à 0,02 p. 1000.	* Se développe.	* Ne se développe pas.
Réensemencement sur les vieilles cultur.	Pousse sur Eberth et ne pousse pas sur Coli.	Ne pousse ni sur Eberth ni sur Coli.
Séroréaction.	* N'est pas agglutiné par les serums typhiques.	* Est agglutiné par les serums typhiques.
	Est ou n'est pas agglutiné par les serums-coli.	* N'est pas agglutiné par les serums-coli.

	BACTERIUM COLI	BACILLE TYPHIQUE
Agglutination par les substances chimiques.		
Vésuvine.	N'est pas agglutiné à 1 p. 10000.	Est agglutiné à 1 p. 10000.
Rôle pathogène.	Très varié chez l'homme : abcès, péritonites, entérites infect., infections hépatiques, urinaires, choléra nostras, méningites, etc.	Agent spécifique de la fièvre typhoïde.
Expérimentation sur les animaux	Virulence très variable.	Id.
Par inoculations	Peut produire infection générale.	Id.
Par ingestion.		Peut provoquer une maladie comparable à la fièv. typh. humaine.

CONCLUSIONS

Toutes les propriétés physiques, bio-chimiques et pathogènes manifestent le caractère unitaire du Bacille d'Eberth-Gaffky et montrent, au contraire, la diversité des colibacilles.

Dans le groupe du Bacillus coli rentrent un grand nombre de types dont quelques-uns se rapprochent beaucoup du Bacille d'Eberth et que l'on peut désigner sous le nom de paracolibacilles (Widal). Certains de ces microbes, tels que le Bacille de la psittacose (Nocard), le Bacille de la septicémie des veaux (Thomassen), paraissent aujourd'hui assez bien définis; mais le plus grand nombre sont encore indéterminés, et il est actuellement impossible de savoir si ces divers types constituent des races fixes ou des variétés en état de transformisme permanent.

Autant il est facile de différencier un colibacille

type et un bacille typhique, autant il est difficile de
séparer de ce dernier certains paracolibacilles.
Aussi, tous ces microbes ne peuvent être détermi-
nés que par la recherche d'un très grand nombre de
caractères, parmi lesquels celui de la réaction agglutinante par les serums spécifiques est le plus important.

De tous les procédés de différenciation, *le sérodiagnostic employé dans des conditions déterminées*
est le seul qui puisse donner la certitude sur l'au-
thenticité d'un bacille typhique.

La recherche et l'isolement du Bacille d'Eberth
dans les matières fécales, l'eau et le sol, bien qu'ils
soient actuellement possibles, sont encore très difficiles; car, si les nouveaux procédés ont apporté un
perfectionnement à la technique primitive, aucun
d'eux n'est basé sur l'emploi d'un milieu sélectif. Le
B. coli, croissant sur tous les milieux de culture avec
plus de rapidité ou d'exubérance que le B. typhique,
entrave son développement d'une façon très sérieuse.

Les milieux à l'urine, qui paraissaient éluder cette
difficulté, demandent encore de nouvelles recherches avant que l'on puisse se prononcer sur leur
valeur.

En ce moment, la technique la plus sûre, ou plutôt
la moins imparfaite et la plus facile en même temps
pour déceler le Bacille typhique dans les matières
fécales et le milieu extérieur, nous paraît être celle
de MM. Péré et Grimbert.

Le procédé Grimbert peut être employé seul à l'i-

solement du B. d'Eberth dans les matières fécales.
Les procédés Grimbert et Péré doivent être employés simultanément pour la découverte du microbe dans l'eau ou dans le sol.

INDEX BIBLIOGRAPHIQUE

Abba. — Ueber ein Verfahren den Bacillus coli communis schnell und sicher aus dem Wasser zu isolieren (Centralblatt für Bakteriologie, t. xix, p. 13, 1896).

Achard et Bensaude. — Sur l'agglutination des divers échantillons du Bacille d'Eberth et des bacilles paratyphiques (Comptes rendus de la Société de biologie, 21 nov. 1896, p. 940, et Presse médicale, 25 nov. 1896).

 – Infections paratyphoïdiques (Bulletin de la Société médicale des hôpitaux, 27 nov. 1896, p. 820).

Achard et Renault. — Sur les rapports du Bacterium coli commune avec le Bacillus pyogenes des infections urinaires (C. R. de la Société de biologie, 12 déc. 1891, p. 830).

— Sur les bacilles de l'infection urinaire (C. R. de la Société de biologie, 9 avril 1892, p. 311).

— Note sur l'urée et les bacilles urinaires (C. R. de la Soc. de biol., 3 déc. 1892, p. 928).

— Sur les différents types de bacilles urinaires appartenant au groupe du Bacterium coli (C. R. de la Soc. de biol., 17 déc. 1892, p. 983).

ADENOT. — Recherches bactériologiques sur un cas de méningite microbienne (Archives de médecine expérimentale, t. I, p. 656, 1889).

— L'appendicite et le B. coli commune (C. R. de la Société de biologie, 7 nov. 1891, p. 740).

AGRO. — Des rapports pathogènes entre le Bacille typhique et le Bacterium coli commune (Annales de micrographie, t. VI, p. 1, 1894).

ALIDIÈRES. — Le Sérodiagnostic dans la fièvre typhoïde (Thèse de Montpellier, mai 1897).

ALMQUIST. — Zur Biologie der Typhusbakterie und der Escherich'schen Bakterie (Zeitschrift für Hygiene, t. XV, p. 283, 1893).

ARLOING. — Rapports du Bacillus coli communis avec le Bacille d'Eberth et l'étiologie de la fièvre typhoïde (Lyon médical, 8 nov. 1891, p. 321).

ARNOULD. — L'eau et les bactéries, spécialement les bactéries typhogènes (Revue d'hygiène, t. IX, p. 27, janv. 1887).

ARTAUD. — Etude sur l'étiologie de la fièvre typhoïde (Thèse de Paris, mai 1885).

BABÈS. Ueber Varietaten des Typhusbacillus (Zeitschrift für Hygiene, t. IX, 1890).

BAGINSKY. — Zur Biologie der normalen Milchkothbacterien (Zeitschrift für physiologische Chemie, t. XIII, p. 352, 1889).

BARD. — Les selles de fébricitants au point de vue bactériologique (Lyon médical, 22 févr. 1891, p. 275).

— De l'influence de la fièvre sur le Bacillus coli communis (Gazette hebdomadaire de médecine et de chirurgie, 31 janv. et 20 août 1891, p. 52 et 158).

BARTOSCHEVITCH. — Application de la réaction de Widal pour la recherche des bacilles de la fièvre typhoïde dans l'eau

(Vratch., t. xxiii, p. 435, 1897. — In Presse médicale,
2 juin 1897, p. 254).

Beco. — Le sérodiagnostic de la fièvre typhoïde (Annales de
la Société médico-chirurgicale de Liège, t. xxxv, p. 303,
1896).

Bensaude. — Le phénomène de l'agglutination des microbes
et ses applications à la pathologie (Thèse de Paris, juillet
1897).

Birch-Hirschfeld. — Ueber die Züchtung von Typhusbacillen in gefærbten Næhrlœsungen (Archiv für Hygiene, t. vii, p. 87, 1888).

Blachstein. — Contribution à la biologie du Bacille typhique (Archives des sciences biologiques de Saint-Péters-
bourg, t. i, p. 190).

Bordas. — Recherches sur le Bacille typhique (Revue générale des sciences pures et appliquées, 1890, n° 5, p. 143).

Bordas et Joulin. — Sur le développement des microorganismes sur le lacto-serum artificiel (C. R. de la Société
de biologie, 9 janv. 1897, p. 18).

Bordet. — Les leucocytes et les propriétés actives du serum
chez les vaccinés (Annales de l'Institut Pasteur, t. ix,
p. 462, juin 1895).

— Sur le mode d'action des serums préventifs (Annales de
l'Inst. Pasteur, t. x, p. 103, avril 1896).

Bréville. — Des procédés actuels d'appréciation de la valeur
hygiénique des eaux potables (Thèse de Paris, juillet
1897).

Brieger. — Ueber die klinische Bedeutung des Eisnerchen
Typhusnachweises (Deutsche medicinische Wochenschrift, 12 déc. 1895, p. 835).

Brouardel. — Des modes de propagation de la fièvre typhoïde (Annales d'hygiène publique, t. xviii, p. 385,
1887).

18

BROUARDEL et THOINOT. — La fièvre typhoïde (Paris, Baillière, 1895).

BROUARDEL et G. THOINOT. — Note sur un caractère différentiel du B. d'Eberth et du Colibacille (Bullet. de la Soc. méd. des hôpitaux, 18 mars 1898, p. 257).

BUCHNER. — Ueber die vermeintlichen Sporen der Typhusbacillus (Centralblatt für Bakteriologie, t. IV, p. 354, 1888).

CAPALDI. — Ein weiterer Beitrag zur Typhusdiagnose (Zeitschrift für Hygiene, t. XXIII, p. 475, 1896).

CAPALDI et PROSKAUER. — Beitræge zür Kenntniss der Sœurebildung bei Typhusbacillen und Bacterium coli. Eine differential-diagnostiche Studie (Zeitschrift für Hygiene, t. XXIII, p. 452, 1896).

CASSEDEBAT. — Le bacille d'Eberth-Gaffky et les bacilles pseudo-typhiques dans les eaux de rivière (Annales de l'Inst. Pasteur, t. IV, p. 625, oct. 1890).

CESARIS DEMEL et ORLANDI. — Sulla equivalenza biologica dei prodotti del B. coli et del B. tiphi (Archivio per le scienze mediche, t. XVII, p. 270, 1893).

CHANTEMESSE. — La fièvre typhoïde à Paris (Bullet. de la Soc. méd. des hôpitaux, 8 nov. 1889, p. 466).

— Diagnostic précoce de la fièvre typhoïde par l'examen bactériologique des garde-robes (C. R. de la Société de biologie, 29 févr. 1896, p. 215).

— Sur l'étiologie de la fièvre typhoïde (Bullet. de la Soc. médic. des hôpitaux, 31 juillet 1896, p. 677).

— Fièvre typhoïde (Traité de médecine de Bouchard et Brissaud, t. II, p. 1, Paris, Masson, 1899).

CHANTEMESSE et WIDAL. — Recherches sur le Bacille typhique et l'étiologie de la fièvre typhoïde (Archives de physiologie, t. IX, p. 217, 1887).

CHANTEMESSE et WIDAL. — Etude expérimentale sur l'exalta-
tion, l'immunisation et la thérapeutique de l'infection
typhique (Annales de l'Inst. Pasteur, t. vi, p 755, 1892).

— Différenciation du Bacille typhique et du Bacterium coli
commune (C. R. de la Société de biologie, 7 nov. 1891,
p. 747).

CHARRIN et ROGER. — Note sur le développement des microbes pathogènes dans le serum des animaux vaccinés
(C. R. de la Société de biologie, 1889, p. 667, et C. R. de
l'Acad. des sciences, 9 nov. 1889).

CHIZZOLA. — Sul valore diagnostico del metodo d'Elsner
(Settimana medica dello Sperimentale, 11 juillet 1896,
p. 335).

CONOR. — Le Bacillus coli communis et ses variations considérées particulièrement dans son pouvoir zymotique
(Thèse de Lyon, déc. 1895).

F. COREIL. — L'eau potable (Paris, Baillière, 1896).

J. COURMONT. — Précis de bactériologie pratique (Paris,
Doin, 1897).

P. COURMONT. — Recherche du bacille d'Eberth dans les
selles par le procédé d'Elsner (C. R. de la Société de
biologie, 27 juin 1896, p. 688).

— Sur le sérodiagnostic de la fièvre typhoïde. Action du serum des typhiques sur les cultures de B. d'Eberth, de
B. coli et d'autres microbes (C. R. de la Société de biologie, 25 juillet 1896, p. 819).

— Sur le diagnostic de la fièvre typhoïde (Lyon médical, 3 sept.
1896, p. 55).

— Deux cent quarante cas de sérodiagnostic chez les typhiques (C. R. de la Société de biologie, 29 mai 1897,
p. 528).

CRAMER. — Die Wasserversorgung von Zürich und ihr Zussamenhang mit der Typhusepidemie von 1884 (Zürich, 1885).

GYGNAEUS. — Studien über den Typhusbacillus (Ziegler's Beitrœge, t. vii, p. 375, 1890).

DENYS et MARTIN. — Sur les rapports du pneumobacille de Friedländer, du ferment lactique et de quelques autres organismes avec le B. lactis aerogenes et le B. typhosus (La Cellule, t. ix, p. 261, 1893).

DROUINEAU. — L'étiologie de la fièvre typhoïde, faits et doctrines (Revue d'hygiène, 1896, p. 832).

DUBIEF. — Sur la biologie comparée du Bacille typhique et du Bacillus coli communis. Leur action sur les sucres (C. R. de la Société de biologie, 17 oct. 1891, p. 675).

DUNBAR. — Untersuchungen über den Typhusbacillus und den Bacillus coli communis (Zeitschrift für Hygiene, t. xii, p. 485, 1892).

EBERTH. — Die Organismen in den Organen bei Typhus abdominalis. Neue Untersuchungen über den Bacillus des Abdominaltyphus (Virchow's Archiv, t. lxxxi, p. 58, 1880, et t. lxxxiii, p. 486, 1881, Recueil de Volkmann, 1883).

EHRENFEST. — Recherches sur les microorganismes du genre « Bacille coli » des fèces humaines normales (Archiv für Hygiene, t. xxvi, p. 369, 1896).

EISENBERG. — Bakteriologische Diagnostik, 1886.

ELSNER. — Untersuchungen über electives Wachstum der Bacterium coli-Arten und des Typhusbacillus und dessen diagnostiche Verworthbarkeit (Zeitschrift für Hygiene, t. xxi, p. 25, 1893. — Lettre à la « Presse médicale », 18 janv. 1896, p. 35).

VAN ERMENGHEM. — Méthode de coloration des flagella (Annales de la Société de médecine de Gand, 1893, p. 231 à 236).

Van Ermenghem et Van Laer. — Contribution à l'étude des propriétés bio-chimiques du Bacille d'Eberth et du Bacterium coli (Trav. du laboratoire d'hygiène et de bactériologie de l'Université de Gand, i, 1892. — Bulletin de médecine de Gand, 1892).

Escherich. — Die Darmbacterien des Saüglings und ihre Beziehung zur Physiologie der Verdauung (Fortschritte der Medicin, 15 août 1885, p. 515).

— Beiträge zur Kenntniss der Darmbacterien (Münchener medicinische Wochenschrift, 5 janv. 1886, p. 2).

Etienne. — Note sur une modification de la coagulation du lait par le Colibacille (C. R. de la Société de biologie, 20 janv. 1894, p. 44).

— Action de quelques microbes sur la substance glycogène (C. R. de la Soc. de biologie, 1 déc. 1894, p. 750).

Faideau. — De la mise en évidence du bacille d'Eberth dans les selles typhiques par la méthode d'Elsner (Thèse de Lyon, déc. 1896).

Ferrand et Theoari. — Réaction agglutinante dans un cas de septicémie grave sans bacille typhique (Bullet. de la Soc. médic. des hôpitaux, 22 janv. 1897, p. 104).

Ferrati. — Zur Unterscheidung des Typhusbacillus vom Bacterium coli commune (Archiv für Hygiene, t. xvi, 1892).

Ferrier. — Considérations générales sur le pléomorphisme des cils vibratiles de quelques bactéries mobiles (Archives de médecine expérim., t. vii, p. 58, 1895).

C. Fraenkel. — Ueber den Werth der Widal'schen Probe zur Erkennung des Typhus abdominalis (Deutsche med. Woch., 14 janv. 1897, p. 33).

E. Fraenkel. — Zur Widal'schen Serumreaction (Münch. med. Woch., 2 févr. 1897, p. 107).

E. Frænkel et Simmonds. — Die aetiologische Bedeutung des Typhusbacillus (Hambourg et Leipzig, 1886, et Centralblatt für klinische Medicin, n° 39, p. 675, 1886).

Fremlin. — Vergleichende Studien az Bacterium coli commune verschiedener Provenienz (Archiv für Hygiene, t. xix, p. 295, 1894).

De Freudenreich. — De l'antagonisme des bactéries et de l'immunité qu'il confère aux milieux de culture (Annales de l'Inst. Pasteur, t. ii, p. 200, avril 1888).

— De la recherche du Bacille coli dans l'eau (Annales de micrographie, t. vii, p. 326, 1895).

Gaffky. — Zur Aetiologie der Abdominaltyphus (Mittheilungen aus dem kaiserlichen Gesundheitsamte, t. ii, p. 872, 1884).

Garré. — Ueber Antagonisten unter den Bacterien (pondenz-Blatt für Schweizer Aerzte, 1er juillet 1887, n° 13, p. 385).

Gasser. — Note sur un nouveau procédé de diagnostic différentiel du bacille d'Eberth (C. R. de la Société de biologie, 19 juillet 1890, p. 463).

— Culture du Bacille typhique sur milieux nutritifs colorés (Archives de médecine expérimentale, t. ii, p. 750, 1890).

— Etudes bactériologiques sur l'étiologie de la fièvre typhoïde (Thèse de Paris, juillet 1890).

Germano et Maurea. — Vergleichende Untersuchungen über den Typhusbacillus und aehnliche Bakterien (Ziegler's Beitrœge, t. xii, p. 494, 1893).

Gilbert. — La colibacillose (Traité de médecine de Brouardel et Gilbert, t. i, p. 623, 1895).

Gilbert et Fournier. — Contribution à l'étude de la psittacose (Bullet. de l'Académie de médecine, 20 août 1896, p. 420).

Gilbert et Fournier. Le bacille de la psittacose (C. R. de la Société de biologie, 19 déc. 1896, p. 1099, et Presse médicale, 16 janvier 1897).

Gilbert et Lion. — Contribution à l'étude des bactéries intestinales (Mémoires de la Société de biologie, 1893, p. 55).

Gorini. — Sopra un nuovo criterio diagnostico del Bacillo del Tifo (Giornale della Reale Societa Italiana d'Igiene, nº 7, 1894. — In Revue d'hygiène, t. xvi, p. 589, 1894).

Grancher et Deschamps. — Recherches sur le Bacille typhique dans le sol (Archives de méd. expérim., t. i, p. 33, 1889).

Graziani. — De l'emploi des phtaléines (phtaléines du phénol et de la résorcine) pour reconnaître le Colibacille, le Bacille d'Eberth et celui du choléra (Arch. de méd. exp., t. ix p. 98, 1897).

Grimbert. — Recherche du Bacille d'Eberth dans l'eau (C. R. de la Société de biologie, 12 mai 1894, p. 399).

— Action des antiseptiques intestinaux sur les fonctions chimiques du Bacterium coli commune (C. R. de la Soc. de biol., 14 déc. 1895, p. 817).

— Colibacille produisant de l'acide succinique avec le lactose (C. R. de la Soc. de biol., 15 fév. 1896, p. 102).

— Action du Colibacille sur le lactose et le saccharose (C. R. de la Soc. de biol., 27 juin 1896, p. 684).

— Sur la préparation du milieu d'Elsner (C. R. de la Soc. de biol., 4 juillet 1896, p. 722).

— Sur un milieu d'Elsner artificiel (C. R. de la Soc. de biol., 25 juillet 1896, p. 815).

— Action du Bacterium coli et du Bacille d'Eberth sur les nitrates (C. R. de la Soc. de biol., 2 avril 1898, p. 385).

— A propos de l'action du B coli et du B d'Eberth sur les

nitrates. Réponse à MM. Hugounenq et Doyon (C. R. de la Soc. de biol., 18 juin 1898, p. 657).

Grimbert. Action du B. coli et du B. d'Eberth sur les nitrates (C. R. de la Soc. de biol., 10 déc. 1898, p. 1135).

Grimbert et Choquet. — Sur la présence du Colibacille dans la bouche de l'homme sain (C. R. de la Soc. de biol., 19 oct. 1895, p. 604).

Gruber. — Active und passive Immunitæt gegen Cholera und Typhus (Wiener klinische Wochenschrift, 12 et 19 mars 1896, p. 183 et 201).

— Beitrag zur Serumdiagnostik des Typhus abdominalis (Münchener medicinische Wochenschrift, 27 avril 1897, p. 435).

— Ueber die Verbreitung von Infectionskrankheiten durch Wasser (Monatschrift für Gesundheitspflege, 1896, n° 31. — In Revue d'hygiène, 1896, p. 463).

Gruber et Durham. Eine neue Methode zur raschen Erken-nung des Cholera Vibrio und der Typhusbacillus (Münch. med. Woch., 31 mars 1896, p. 285).

Grumbaum. — Remarks on method in serum diagnosis (Bri-tish medical Journal, 1er mai 1897).

Guiraud. — Note sur la présence de microbes pathogènes sur les légumes et produits maraîchers (C. R. de la Soc. de biol., 31 juillet 1896, p. 385).

Hallé et Dissard. — Note sur la culture du B. coli dans l'urine. Fermentation colibacillaire (C. R. de la Soc. de biol., 18 mars 1893, p. 820).

Hellstrom. — Ueber die Reactionsveranderungen und Vi-talitætsverhaltnisse des Bacillus typhi abdominalis und Bacterium coli commune in Bouillon mit einigen mono und Disacchariden (Helsingfors, 1897. — In Revue d'hy-giène, t. xx, p. 57, 1898).

Hiss. — De la recherche du bacille d'Eberth dans les selles typhiques (Acad. de méd. de New-York, 16 nov. 1897. —
In *Semaine médicale*, p. 455, 1897).

Hochstetter. — Arbeiten ans dem kaiserlichen Gesundheitsamte (t. ii, 1887).

Holz. — Experimentelle Untersuchungen über den Nachweis der Typhusbacillen (Zeitschrift für Hygiene,
t. viii, p. 143, 1890).

Hueppe. — Zur Aetiologie der Cholerine (Berliner klinische
Wochenschrift, 8 août 1887, p. 591).

Hugounenq et Doyon. — Nouvelle fonction chimique commune au Bacillus coli et au Bacille d'Eberth C. R. de
la Soc. de biol., 20 févr. 1897, p. 198).

— Action du Bacille d'Eberth sur les nitrates (C. R. de la
Soc. de biol., 11 juin 1898, p. 635).

Ide. — Anaérobiose du bacille commun de l'intestin et de
quelques autres bactéries (La Cellule, t. vii, p. 323,
1891).

Janowsky. — Zur Biologie der Typhusbacillen (Centralblatt
für Bakteriologie, t. viii, p. 167, 193, 230, 262, 417,
449, 1890).

Jemma. — Beitrag zum Nachweiss des Eberth'schen Bacillus
in den Faeces der Typhuskranken (Münch. med.
Woch., 17 août 1897, p. 911).

Jez. — Ueber die Bedeutung der Widal'schen Serumdiagnostik (Wiener medicinische Wochenschrift, 16 janvier 1897, p. 98).

W. Johnston. — An experiment with the serum reaction as
a test for typhoid infection in watter (New-York medical Journal, 5 juin 1897, t. i, p. 761).

Jordan. — The identification of the typhoïd fever Bacillus
(Journal of the American medical Association, déc. 1894).

KARLINSKI. — Untersuchungen über das Verhalten des Typhusbacillus in typhosen Dejectionen (Centralblatt für Bakteriologie, t. VI, p. 65, 1889).

— Ueber das Verhalten des Typhusbacillus in Brunnenwasser (Archiv für Hygiene, t. IX. p. 432, 1889).

KAMEN. — Zum Nachweise der Typhusbacillen im Trinkwasser (Centralb. für Bakt., t. X, p. 65, 1891).

KASHIDA. — Differenzierung der Typhusbacillen vom Bacterium coli commune durch die Ammoniakreaction (Centralb. für Bakt., t. XXI, p 802, 1897)

KELSCH. — Considérations critiques sur la contagion et l'origine des maladies infectieuses (Bullet. do l'Acad. de médecine, 1 et 22 déc. 1896, p. 758 et 857. — Revue d'hygiène, t. XIX, p. 261, 1897).

KELSCH et SIMONIN. — Note sur le rôle pathogénique des poussières (Bullet. de l'Acad. de médecine, 5 oct. 1897. — Revue d'hygiène, t. XIX, p 868, 1897).

KIESSLING. — Das Bacterium coli commune (Hygienische Rundschau, 15 août et 1er sept. 1893).

KISTER. — Typhusæhnlicher Bacillus aus typhusverdæchtigem Brunnenwasser (Centralb. für Bakt., t. XXII, p. 497, 1897).

KLEMENSIEWICZ. — Recherches sur le Bacille typhique (Société de médecine de Styrie, févr. 1892. — In Bulletin médical, 9 mars 1892, p. 237).

KOLLE. — Zur Serodiagnostik des Typhus abdominalis (Deutsche medicinische Wochenschrift, 25 févr. 1897, p. 132).

KROGIUS. Note sur le rôle du Bacterium coli commune dans l'infection urinaire (Arch. de méd. expérim., t. VI, p. 60, 1892).

LAMBOTTE et BOSSAERT. — Recherches sur le diagnostic pratique de quelques microbes par les substances chimiques agglutinantes (Bullet. de l'Acad. de méd. de Belgique, t. xi, p. 646, 1897).

The Lancet. — Detection of the typhoïd Bacillus (8 août 1896, t. ii, p. 391).

Laruelle. — Etude bactériologique sur les péritonites par perforation (La Cellule, t. v, p. 59, 1889).

Lazarus. — Die Elsner'ache Diagnose des Typhusbacillus und ihre Anwendung in der Klinik (Berliner klinische Wochenschrift, 9 déc. 1895, p. 1008).

Lembke. — Bacterium coli anindolicum und Bacterium coli anaerogenes (Archiv für Hygiene, t. xxvii)

— Weiterer Beitrag zur Bacterienflora des Darmes (Archiv für Hygiene, t. xxix, p. 304).

Lemoine. — Présence du bacille d'Eberth dans les selles d'un homme atteint de tuberculose aiguë. Sérodiagnostic négatif (Bullet. de la Soc. médic. des hôpitaux, 31 juillet 1896, p. 675).

Leone. — Atti della Reale Accademia dei Lincei, t. i, p. 726, 1885.

Lepierre. — Sur les gaz produits par le colibacille (C. R. de la Soc. de biologie, 17 déc. 1898, p. 1159).

Lesage. — Contribution à l'étude du B. coli commune (Semaine médicale, n° 6, 1892, p. 4).

— Contribution à l'étude des entérites infantiles. Sérodiagnostic. Des races de Bacterium coli (C. R. de la Société de biologie, 16 oct. 1897, p. 900).

Lesage et Macaigne. — Contribution à l'étude de la virulence du B. coli commune (C. R. de la Soc. de biologie, 30 janv. 1892, p. 68).

Lœffler et Abel — Ueber die spezifischen Eigenschaften der Schutzkœrper im Blute Typhus und Coli immuner

Thiere (Centralblatt für Bakteriologie, t. xix, p. 57, 1896).

LIGNIÈRES. — Nouveau moyen d'isolement du Colibacille (C. R. de la Soc. de biologie, 3 mars 1894, p. 200).

LŒSENER. — Ueber das Vorkommen von Bactorien mit den Eigenschaften von Typhusbicillen in unserer Umgebung ohne nachweisbare Beziehungen zu Typhusenkrankungen nebst Beitragen zur bakteriologischen Diagnose des Typhusbacillus (Arbeiten aus dem kaiserlichen Gesundheitsamte, t. xi, p. 207, 1895).

LOIR. — Recherche du Bacille typhique dans les eaux d'alimentation de la ville de Paris (Ann. de l'Inst. Pasteur, t. i, p. 488, oct. 1887).

LUCATELLO. — Sur la présence du Bacille typhique dans la rate (Bullotino de Accademia medica de Genova, 1886, n° 8).

LUSTIG. — Diagnostica dei batteri dello acque (Turin, Rosenberg et Sellier, 1890).

MACAIGNE. — Le Bacterium coli commune (Thèse de Paris, 1892).

MACÉ. — L'analyse bactériologique de l'eau (Annales d'hygiène publique, t. xix, p. 501, 1888).

— Sur la présence du Bacille typhique dans le sol (C. R. de l'Académie des sciences, 28 mai 1888, p. 1562).

— Traité pratique de bactériologie (Paris, Baillière, 1897).

MALVOZ. — Recherches bactériologiques sur la fièvre typhoïde (1893).

— Recherches sur l'agglutination du Bacillus typhosus par des substances chimiques (Annales de l'Inst. Pasteur, t. xi, p. 582, juillet 1897).

MEADE BOLTON. — Ueber das Verhalten verschiedener Bacterienarten im Trinkwasser (Zeitschrift für Hygiene, t. i, p. 76, 1886).

Mérieux et Carré. — Contribution à la recherche du B. coli et du B. d'Eberth dans les eaux potables (Lyon médical, 13 nov. 1898, p. 335).

Du Mesnil de Rochemont. — Ueber die Gruber-Widal'sche Serumdiagnostik bei Typhus abdominalis (Münchener medicinische Wochenschrift, 2 févr. 1897, p. 105).

Metchnikoff. — Etude sur l'immunité, 6e mémoire (Annales de l'Inst. Pasteur, t. ix, p. 360, 1895).

Mœrs. — Die Brunnen der Stadt Mülheim am Rhein vom bakteriologischem Standpunkt aus betrachted (Centralblatt für allgemeine Gesundheitspflege, t. ii, p. 133, 1886).

Miasnikoff. — Bacille d'Eberth et Colibacille (Vratch., 1895, n° 40, in Revue d'hygiène, t. xviii, p. 531, 1896).

Mills. — La Clinique (Bruxelles, 30 juillet 1893).

Miquel. — Manuel pratique d'analyse bactériologique des eaux, Paris, 1891.

Morel — Diagnostic bactériologique de la fièvre typhoïde (Bullet. de la Soc. de méd de Toulouse, 11 avril 1896, p 125).

— Histoire des doctrines microbiennes (Bullet. de la Soc de méd. de Toulouse, 21 janv. 1897, p. 7).

Morillo. — La séroréaction et le sérodiagnostic (Thèse de Paris, déc. 1894).

Nencki et Sieber. — Untersuchungen über die chemische Vorgänge im menschlichen Dünndarm (Archiv für experim. Pathol., t. xxviii, 1891).

Neisser. — Untersuchungen über den Typhusbacillus und das Bacterium coli commune (Zeitschrift für klinische Medicin, t. xxiii, p. 63, 1893).

Neuhauss. — Nachweis der Typhusbacillen am Lebenden (Berliner Klinische Wochenschrift, 8 fév. 1886, p. 89).

— Weitere Untersuchungen über den Bacillus des Abdominaltyphus (Berl. klin. Woch., 14 juin 1886, p. 589).

Nœggerath. — Ueber eine neue Methode der Bacterienzüchtung auf gefœrbten Nœhrmedien zu diagnostischen Zwecken (Fortschritte der Medicin, 1er janv. 1888, p. 1).

Nicolle. — Nouveaux faits relatifs à l'impossibilité d'isoler par les méthodes actuelles le Bacille typhique en présence du Bacterium coli (Annales de l'Inst. Pasteur, t. viii, p. 854, déc. 1894).

— L'agglutination spontanée des cultures, ses rapports avec l'agglutination par les serums (C. R de la Soc. de biologie, 12 nov. 1898, p. 1054).

Nicolle et Morax. — Technique de la coloration des cils (cils du B. typhique et du B. coli (Ann. de l'Inst. Pasteur, t. vii, p. 854, juillet 1893).

Nobécourt. — De la non spécificité des colibacilles des infections gastro-intestinales des jeunes enfants (C. R. de la Soc. de biologie, 26 nov. 1898, p. 1091).

Van Oordt. — Zur Serodiagnostik des Typhus abdominalis (Münch. med. Woch., 30 mars 1897, p. 327).

Orlowsky. — Beitrag zur Kenntniss der biologischen und pathogenen Eigenschaften des Bacterium coli commune (Centralb. für Bakt., t. xxii, p. 134, 1897).

Parietti. — Méthode de recherche du bacille typhique dans les eaux potables (Rivista d'Igiene, t. i, nº 11, 1890, et Ann. de l'Inst. Pasteur, t. v, p. 413, 1891).

Péchère. — Le sérodiagnostic de la fièvre typhoïde (Thèse de Bruxelles, 1897).

Percy Frankland. — Ueber das Verhalten des Typhusba-

cillus und des Bacillus coli communis im Trinkwasser
(Zeitschrift für Hygiene, t. xix, p. 393, 1895).

Péré. — Contribution à l'étude des eaux d'Alger (Ann. de
l'Inst. Pasteur, t. v, p. 79, février 1891).

— Contribution à la biologie du Bacterium coli commune et
du Bacille typhique (Ann. de l'Inst. Pasteur, t. vi,
p. 512, juill. 1892).

— Colibacille du nourrisson et Colibacille de l'adulte (C. R.
de la Soc. de biologie, 2 mai 1896, p. 446).

Petruschky. — Die Anwendung der Lakmusreaction zur
Differenzirung der Typhusbacillen von œhnlichen Bak-
terienarten (Centralb. für Bakt., t. vi et vii, 1889 et
1890).

— Bacillus fœcalis alcaligenes (Centralb. für Bakt., t. xix,
p. 187, 1896).

Pfeiffer. — Ueber den Nachweiss der Typhusbacillen im
Darminhalt und Stuhlgang (Deutsche med. Woch., 16
juillet 1885, p. 500).

— Weitere Untersuchungen über das Wesen der Choleraim-
munitæt und über specifische baktericide Processe
(Zeits. für Hyg., t. xviii, p. 1, 1894).

— Die differential Diagnose der Vibrionen der Cholera asia-
tica mit Hülfe der Immunisirung (Zeits. für Hyg , t. xix,
p. 75, 1895).

Pfeiffer et Kolle. — Ueber die specifische Immunitaets-
reaction der Typhusbacillen (Zeits. für Hyg., t. xxi,
p. 203, 1896).

— Zur Differentialdiagnose der Typhusbacillen vermittels
Serum der gegen Typhus immunisirten Thiere (Deutsche
med. Woch., 10 mars 1896, p. 185, et Centralb. für
Bakt , t. xx, p. 129, 1896).

Pfuhl. — Zur Sporenbildung der Typhusbacillen (Centralb.
für Bakt., t. iv, p. 769, 1888).

Piorkowski. — Ueber die Differenzierung von Bacterium coli commune und Bacillus typhi abdominalis auf Harnnæhrsubstraten (Centralb. für Bakt., t. xix, p. 686, 1896, et Berl. klin. Woch., 29 juin 1896).

— Ein einfaches Verfahren zur Sicherstellung der Typhusdiagnose (Berl. klin. Woch., 13 févr. 1899, p. 145).

Pisenti et Bianchi-Mariotti. — Beziehungen zwischen dem Bacterium coli commune und der Typhusinfektion (Centralb. für Bakt., t. xvi, p. 699, 1894).

Pollak. — Ueber den Klinischen Nachweis des Typhusbacillus (Centralb. für innere Medicin, 1ᵉʳ août 1896, p. 785).

Pouchet et Bonjean. — Méthodes employées dans l'analyse des eaux potables (Recueil des trav. du Comité consultatif d'hygiène, t. xxvi, p 300, 1896, et Annales d'hygiène, févr. 1897, p 150).

Poujol. — Sur la présence très fréquente du B. coli dans les eaux naturelles (C. R. de la Soc. de biologie, 20 nov. 1897, p. 982).

F. Ramond. — Nouveau milieu pouvant servir à différencier le B. d'Eberth du Bacterium coli (Presse médicale, 8 août 1896, p. 392, et C. R. de la Soc. de biologie, 7 nov. 1896, p. 883).

— Fièvre typhoïde expérimentale (Thèse de Paris, avril 1898).

Refik. — Sur les divers types de Colibacille des eaux (Ann. de l'Inst. Pasteur, t. x, p. 242, avril 1896).

Remy et Sugg. — Recherches sur le bacille d'Eberth-Gaffky (Trav. du lab. d'hyg. et de bactériol. de l'Université de Gand, et Annales de la Société de médecine de Gand, 1893).

Remlinger. — Sur la sensibilité du B. d'Eberth aux variations de température (C. R. de la Soc. de biol., 3 juillet 1897, p. 623).

REMLINGER.-Fièvre typhoïde expérimentale par contamination alimentaire (C. R. de la Soc. de biol., 17 juillet 1897, p. 713).

REMLINGER et SCHNEIDER. — Présence du bacille d'Eberth dans l'eau, le sol et les matières fécales de sujets non atteints de fièvre typhoïde (C. R. de la Soc. de biol., 18 juillet 1896, p. 803).

— Contribution à l'étude du Bacille typhique (Ann. de l'Inst. Pasteur, janv. 1897, p. 55).

RENIEZ. — Contribution à l'étude du phénomène d'agglutination présenté par le Bacille d'Eberth et le Bacterium coli en présence du serum (Thèse de Lille, janv. 1897).

RÉNON. — Nécessité d'examiner les cultures avant l'addition du serum dans la recherche de la réaction de Widal (C. R. de la Soc. de biologie, 30 janv. 1897, p. 118).

RETOUT. — Valeur du milieu d'Elsner pour la recherche et la différenciation du Bacille typhique et du Bacille du colon (Thèse de Paris, juin 1898).

RENAULT. — Du Bacterium coli dans l'infection urinaire (Thèse de Paris, févr. 1893).

A. DEL RIO. — Ueber einige Arten von Wasserbacterien die auf der Gelatineplatte typhusæhnliches Wachstum zeigen (Archiv für Hygiene, t. XXII, p. 91, 1895).

ROBERTSON. — Notes on an experimental investigation into the growth of bacillus typhosus in Soil (British medical Journal, 8 janv. 1898, p. 69).

L. ROBIN. — Note sur un nouveau milieu coloré pour la différenciation du Colibacille et du Bacille d'Eberth (C. R. de la Soc. de biologie, 16 janv. 1897, p. 49).

RODET. — De l'importance de la température dans la détermination des espèces microbiennes en général et spécialement du bacille typhique (C. R. de la Soc. de biologie, 29 juin 1889, p. 405).

Rodet. — Sur la recherche du Bacille typhique dans l'eau (C. R. de la Soc. de biologie, 22 févr. 1890, p 91).

— De la variabilité dans les microbes (Paris, Baillière, 1894).

— Sur les propriétés du serum de moutons immunisés contre le Bacille d'Eberth et contre le Bacille coli (C. R. de la Soc. de biol., 25 juillet 1896, p. 835).

— Réflexions sur la spécificité des propriétés acquises par les humeurs des animaux immunisés et sur la méthode de préparation des serums thérapeutiques (C. R. de la Soc. de biol., 2 oct. 1897, p. 866).

— Sur la propriété agglutinative, à l'égard du Bacillus coli et du Bacille d'Eberth, du serum d'animaux immunisés contre ces microbes (C. R. de la Soc. de biol., 9 oct. 1897, p. 874).

Rodet et Roux. — Sur les relations du Bacillus coli communis avec le Bacille d'Eberth et avec la fièvre typhoïde (Mémoires de la Société de biologie, 1890, p. 9).

— Bacille d'Eberth et Bacillus coli. Quelques faits relatifs à la fermentation de la galactose et de la lactose (Mémoires de la Soc. de biol., 1892, p. 173).

— Bacille d'Eberth et Bacillus coli. Expériences comparatives sur quelques effets pathogènes (Arch. de méd. expérim., t. iv, p. 317, 1892).

Rœser. — Contribution à l'influence de la température sur les variations morphologiques et évolutives des microorganismes (Arch. de méd. expérim., t. ii, p. 139, 1890).

Roger. — L'artichaut comme milieu de culture en microbiologie (C. R. de la Soc. de biologie, 16 juillet 1898, p. 760).

G. Roux. — Les microbes pathogènes (Traité de pathologie générale de Bouchard, t. II, p. 542, 1896).

— Quelques réflexions sur la question Coli-Eberth à propos du procédé d'Elsner et à l'occasion de la présentation de quelques cultures sur un milieu nouveau (Lyon médical, 17 mai 1896, p. 85).

— De l'expérimentation physiologique appliquée à l'analyse bactériologique des eaux (Lyon médical, 28 mars 1897, p. 435).

— Précis de microbie et de technique bactérioscopique (Lyon, Storck, 1898).

— Présentation de cultures de colibacilles et de bacille d'Eberth sur gélatine artichaut et sur gélatine cardon (Lyon médical, 18 déc. 1898, p. 517).

— Rapport sur l'épidémie de fièvre typhoïde qui a régné à Lyon en 1898 (Lyon médical, t. XC, p. 73, 109, 145, 184, janv. et févr. 1899).

— Discussion sur la fièvre typhoïde (Soc. de méd. de Lyon, de janv. à mars 1899. — Lyon médical, t. XC, p. 228 à 443, 1899).

— Sur une oxydase productrice de pigment sécrétée par le Colibacille (C. R. de l'Acad. des sciences, 13 mars 1899, p. 693).

Sanarelli. — Etudes sur la fièvre typhoïde expérimentale (Ann. de l'Inst. Pasteur, t. VI, p. 721, nov. 1892, et t. VIII, p. 193 et 353, avril et juin 1894).

Sanglé-Ferrière et Remlinger. — Présence du bacille d'Eberth dans les poussières d'un casernement atteint de fièvre typhoïde (Bullet. de l'Ac. de méd., 26 janv. 1897, p. 68).

Scheffer. — Beitrage zur Frage der Differenzirung des B. aerogenes und B. coli communis (Archiv für Hyg., t. XXX, p. 291).

Schild. — Eine Typhusepidemie mit nachweisbarer Entstehungsursache und die Diagnose des Typhusbacillus mittels Formalin (Zeitschrift für Hygiene, t. xvi, p. 373, 1894).

Scruel. — Contribution à l'étude de la fermentation du bacille commun de l'intestin (La Cellule, t. vii, p. 179, 1891).

Seitz. — Bakteriologische Studien zur Typhusaetiologie (Munich, 1886).

Sicard. — Epidémie de psittacose. Recherches bactériologiques (C. R. de la Soc. de biologie, 31 juillet 1897, p. 841).

Silvestrini. — Sopra alcuni caratteri de differenziano nettamente il bacillo del tifo dal Bacterium coli (Rivista gen. ital. di Clinica medica 1892).

— Il reperto del bacillo tifico in clinica (Settimana medica dello Sperimentale, 7 mars 1896, p. 121).

Th. Smith. — Ueber den Nachweiss des B. coli communis im Wasser (Centralb. für Bakt., t. xviii, p. 494, 1895).

De Stœcklin. — Recherches sur la mobilité et les cils de quelques représentants du groupe des colibacilles (Ann. suisses des sciences médicales. — In Ann. de micrographie, t. vi, p. 238, 1894).

Sterling. — Ueber die Elsner'sche Methode des Nachweises der Typhusbacillen (Centralb. für Bakt., t. xxii, p. 334, 1897).

Stern. — Diagnostiche Blutuntersuchungen beim Abdominaltyphus (Centralb. für innere Medicin, 5 déc. 1896, p. 1249).

— Ueber Fehlerquellen der Serodiagnostik (Berl. klin. Woch., 15 et 22 mars 1897, p. 225 et 249).

— Typhusserum und Colibacillen (Centralb für Bakt., t. xxiii, p. 673, 1898).

STRAUS et DUBARRY. — Recherches sur la durée de la vie des microbes pathogènes dans l'eau (Arch. de méd. expérim., t. I, p. 55, 1889).

TAVEL. — Das Bacterium coli commune als pathogener Organismus und die Infection Vom Darmcanal aus (Correspondenz-Blatt für Schweizer Aerzte, 1er juillet 1889, p. 397).

THOINOT — Présence du bacille de la fièvre typhoïde dans l'eau de la Seine, à Ivry (Bull de l'Ac. de médecine, 5 avril 1887).

THOINOT et MASSELIN. — Précis de microbie (Paris, Masson, 1896).

THOMASSEN. — Une nouvelle septicémie des veaux (Annales de l'Inst. Pasteur, t. XI, p. 522, juin 1897).

TRYDE et SALOMONSEN. — Soc. de méd. de Copenhague, 9 déc. 1884.

TROUILLET. Dauphiné médical, mai 1896, p. 105.

UFFELMANN. — Die Dauer der Lebenfahigkeit von Typhus und Cholera Bacillus in Faecalmassen (Centralb. für Bakt., t. V, n° 15, 1889).

— Ueber den Nachweiss des Typhusbacillus (Berl. klin. Woch., 1891, n° 35).

— Versuche über die Wiederstandfaehigkeit der Typhusbacillen gegen Trocknung (Centralb. für Bakt., t. XV, p. 133, 1894).

URY. — Ueber die Schwankungen des Bacterium coli commune in morphologischer und cultureller Beziehung.— Untersuchung über seine Identitaet mit dem Diplobacillus Pneumoniae Friedlander, mit dem Bacillus des Abdominaltyphus (Archiv für experim. Pathol. und Pharmak., t. XXXIII, p. 464, 1894).

VAILLARD. — Contribution à l'étiologie de la fièvre typhoïde

(Bullet. de la Soc. médic. des hôpitaux, 13 déc 1889, p. 565).

VALLET. — Le Bacillus coli communis dans ses rapports avec le Bacille d'Eberth et l'étiologie de la fièvre typhoïde (Thèse de Lyon, janv. 1892).

VAN DE VELDE. — Etude sur les résultats négatifs obtenus par la méthode de Widal dans le diagnostic de la fièvre typhoïde (Bullet. de l'Acad. de médecine de Belgique, t. XI, p. 261, 27 mars 1897).

— Pouvoir agglutinant d'un serum de cheval vacciné contre la fièvre typhoïde (C. R. de la Soc. de biologie, 9 oct. 1897, p. 882).

— Valeur de l'agglutination dans la sérodiagnose de Widal et dans l'identification des bacilles éberthiformes (Centralb. für Bakt., t XXIII, p. 481, 1898 (1).

VILLINGER. — Ueber die Veranderung einiger Lebenseigen - chaften des B. coli commune durch aüssere Einflüsse (Archiv. für Hygiene, t. XXI, p. 101).

VINCENT. — Sur un nouveau procédé d'isolement du Bacille typhique dans l'eau (C. R. de la Soc. de biologie, 1er février 1890, p. 62).

— Présence du Bacille typhique dans l'eau de Seine pendant le mois de juillet 1890 (Ann. de l'Inst. Pasteur, t. IV, p. 772).

— Contribution à l'étude bactériologique de l'ictère grave (C. R. de la Soc. de biologie, 6 mai 1893, p. 452).

---

(1) Dans ce travail, que nous ne connaissions pas au moment où nous avons écrit le chapitre de l'agglutination par les serums, M. Van de Velde reconnaît que les bacilles d'Eberth sont seuls agglutinés par des doses minimes de serum typhique et que le bacille de Berlin, qui n'avait été agglutiné, dans les expériences précédentes, par aucun serum-Eberth à 1 p. 10, n'est qu'un colibacille anormal qui a présenté nettement, à un moment donné, la réaction de l'indol.

WATHELET. — Recherches bactériologiques sur les déjections dans la fièvre typhoïde (Ann. de l'Inst. Pasteur, t. IX, p. 252, avril 1895).

WIDAL. — Le Colibacille (Gazette hebdomadaire de méd. et de chirurgie, 1892, p. 2).

— Sérodiagnostic de la fièvre typhoïde (Bullet. de la Soc. méd. des hôpitaux, 26 juin 1896, p. 561, et Presse médicale, 27 juin 1896, n° 52).

WIDAL et NOBÉCOURT. — Séroréaction dans une infection à paracolibacille (Semaine médicale, 4 août 1897, n° 36, p. 285).

WIDAL et SICARD. — Différenciation du bacille typhique et du bacille de la psittacose par la réaction agglutinante. Des règles à suivre pour la différenciation des microbes d'espèces voisines par l'action des serums (C. R. de la Soc. de biologie, 28 nov. 1896, p. 991, et Presse médicale, 2 déc. 1896).

— Affections dites paratyphoïdes et sérodiagnostic de la fièvre typhoïde (Bullet. de la Soc. médic. des hôpitaux, 4 déc. 1896, p. 835).

— Etude sur le sérodiagnostic et sur la réaction agglutinante chez les typhiques (Ann. de l'Inst. Pasteur, 25 mai 1897, p. 353).

WEENEY. — Demonstration of the typhoïd bacillus in suspected water by Parietti's method (British medical Journal, 5 mai 1894, t. I, p. 961).

WILTSCHURA. — Vratch, 1886, n° 25, et Deutsche medicinische Zeitung, 1886, n° 90.

WITTLIN. — Des bactéries susceptibles de se développer lorsqu'on emploie la méthode de Parietti pour l'analyse bactériologique de l'eau.

WOLF et Mc COOK. — Some preliminary observations on the

applications of the Kashida-Ogata medium to the examination of drinking Water (Medical record, 21 août 1897, t. ii, p. 270).

WOLFHUGEL et RIEDEL. — Die Vermehrung der Bacterien im Wasser (Arbeiten aus dem Kaiserl. Gesundheitsamte, t. i, p. 455, 1886).

WURTZ. — Note sur deux caractères différentiels entre le bacille d'Eberth et le B. coli commune (C. R. de la Soc. de biologie, 12 déc. 1891, p. 828, et Archives de médecine expérimentale, t. iv, p. 85, 1892).

— Le Bacterium coli commune (Arch. de méd. expérim., t. v, p. 131, 1893).

— Précis de bactériologie clinique (Paris, Masson, 1895).

WURTZ et HERMANN. — Bacillus coli dans les cadavres (Arch. de méd. expérim., t. iii, p. 734, 1891.)

ZIEMKE. — Zur Serumdiagnose des Typhus abdominalis (Deutsche med. Woch., 8 avril 1897, p. 234).

TABLE DES MATIÈRES

CHAPITRE IV

CHAPITRE V

CHAPITRE VII

Toulouse. — Imp. J. Fournier, boulev. Lazare-Carnot, 62

EXPLICATION DES PLANCHES

Planche I.

Fig. 1. — Bacille typhique. Préparation d'une culture sur gélatine de 5 jours.

Fig. 2. — Bacille typhique. Formes longues provenant de cultures très vieilles sur pomme de terre ou sur gélatine, d'après Chantemesse et Widal.

Fig. 3. — Bacille typhique. Formes en navette ou à espace clair central.

Fig. 4. — Bacille typhique. Formes portant à une de leurs extrémités une sphère claire, non colorée, d'après Chantemesse et Widal.

Fig 5. — Bacterium coli. Préparation d'une culture en bouillon de 24 heures.

Fig. 6. — Bacille typhique. Préparation des bacilles avec leurs flagella.

Fig 7. — Bacterium coli. Préparation des bacilles avec leurs flagella.

Fig. 8 — Agglutination des bacilles d'Eberth sous l'action d'un serum typhique. Réaction microscopique.

Planche II.

(Toutes les colonies de cette planche, fig. 9 à 13, sont vues au microscope à un faible grossissement : oculaire 1, objectif 2 de Leitz)

Fig. 9. — Colonie de B typhique sur gélatine au bout de 5 jours.

Fig. 10. — Colonie de B. coli sur gélatine au bout de 4 jours.

Fig. 11. — Colonies de B. typhique sur milieu Grimbert au bout de 4 jours.

Fig. 12. — Colonies de B. coli sur milieu Grimbert. Les petites colonies rondes sont des colonies profondes vues au bout de 48 heures ; les deux autres sont superficielles et vues au bout de 5 à 6 jours.

Planche III.

Planche IV.

Milieux de Capaldi et Proskauer.

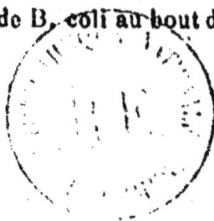

Fig. 1.

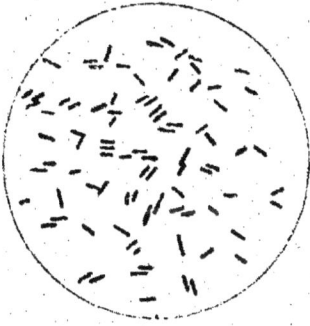

Fig. 5.

PL. I.

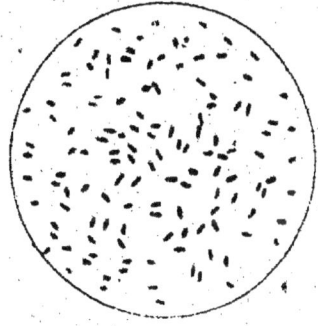

Fig. 2.

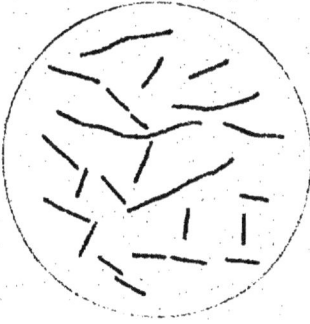

Fig. 6.

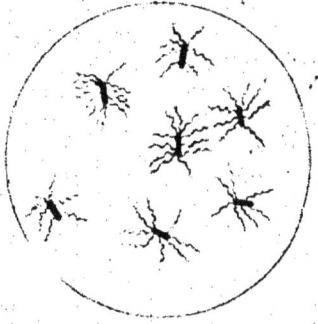

Fig. 3.

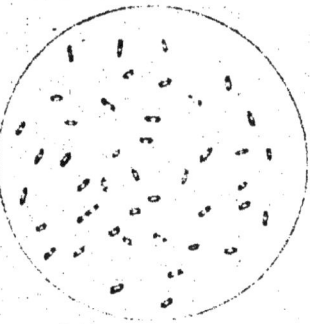

Fig. 7.

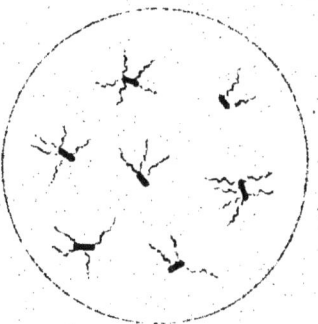

Fig. 4.

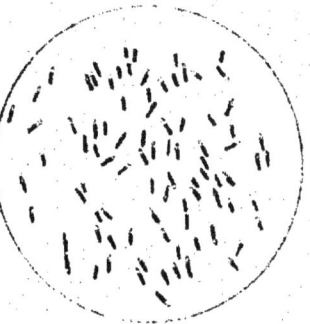

Fig. 8.

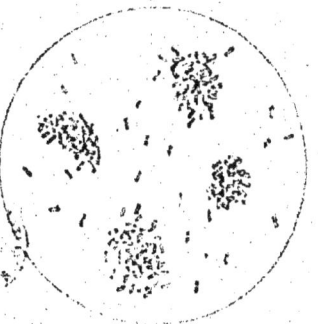

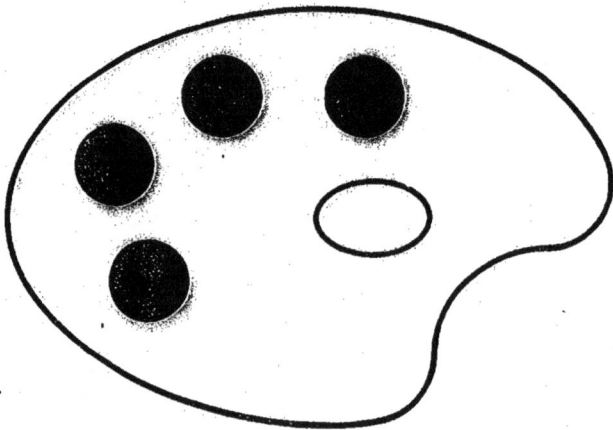

Original en couleur
NF Z 43-120-8

Fig. 13. — Colonie superficielle de B. typhique sur gélatine Ramond au bout de 3 jours.

Fig. 14. — Colonie profonde de B. coli sur gélatine Ramond au bout de 3 jours.

Fig. 15. — Colonies de B. typhique sur gélose Ramond au bout de 36 heures.

Fig. 16. — Colonie de B. coli sur gélose Ramond au bout de 20 heures.

Fig. 17. — Colonies de B. typhique sur gélatine à l'urine (procédé de Piorkowski, 1899) au bout de 3 jours.

Fig. 18. — Colonies de B. coli sur le même milieu au bout de 36 heures.

Fig. 19. — Culture de Colibacille sur pomme de terre au bout de 3 jours.

Fig. 20. — Culture de Colibacille sur artichaut au bout de 48 heures.

Planche III.

Fig. 21. — Culture de B. coli sur gélose Ramond inclinée au bout de 24 heures.

Fig. 22. — Culture de B. coli en milieu Robin au bout de 24 heures.

Fig. 23. — Culture de B. typhique en bouillon lactosé et coloré à la fluorescéine (le milieu conserve sa couleur primitive).

Fig. 24. — Culture de B. coli dans le même milieu au bout do 24 heures.

Planche IV.

Milieux de Capaldi et Proskauer.

Fig. 25. — M. I ensemencé de B. typhique (pas de développement; le liquide conserve sa coloration bleue primitive).

Fig. 26. — M. I. Culture de B. coli dans le même milieu au bout de 20 heures.

Fig. 27. — M. II. Culture de B. typhique au bout de 20 heures.

Fig. 28. — M. II. Culture de B. coli au bout de 3 jours.

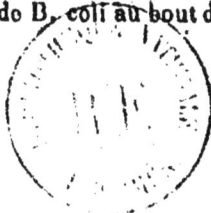

PL. I.

Fig. 1
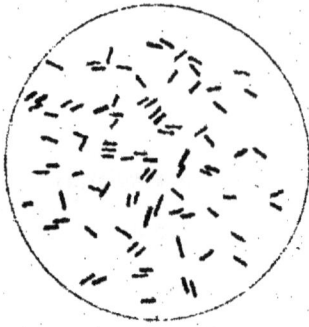

Fig. 5.
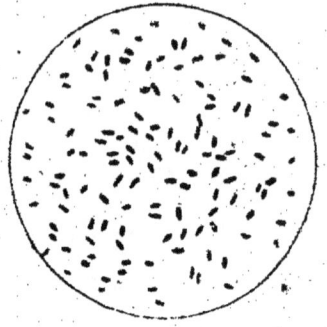

Fig. 2
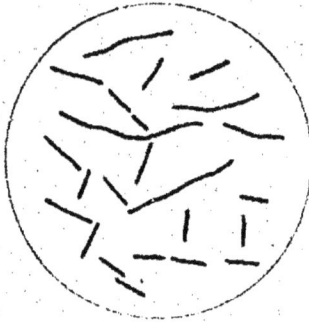

Fig. 6.
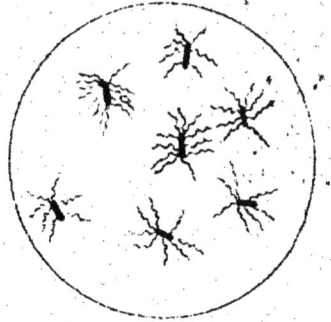

Fig. 3.
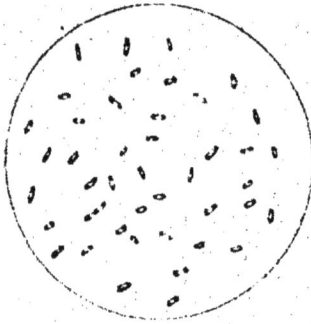

Fig. 7
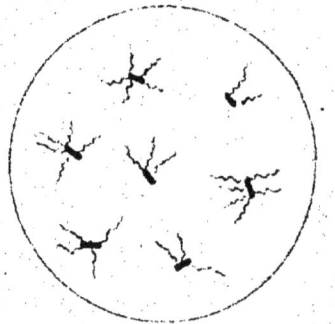

Fig. 4
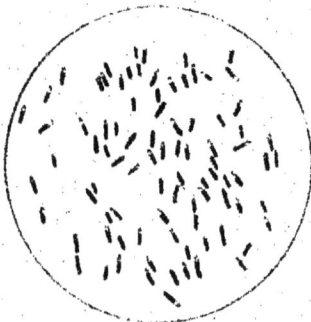

Fig. 8
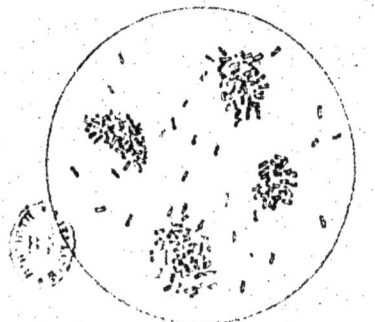

L. Gautié del et lit.

Imp. Th. Os. Chal... Toulouse

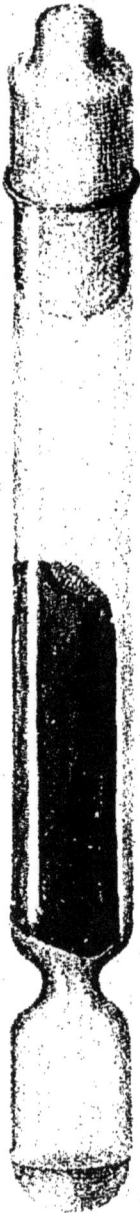

Fig. 19.

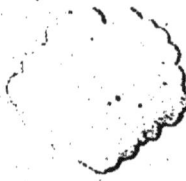

Fig. 9.

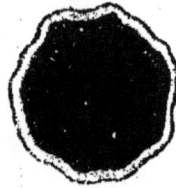

Fig. 10.

Fig. 20.

Fig. 11.

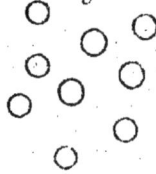

Fig. 12.

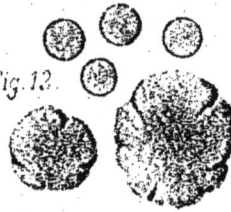

Fig. 13.

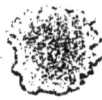

Fig. 14.

Fig. 15.

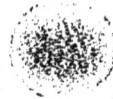

Fig. 16.

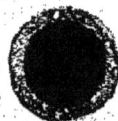

Fig. 17.

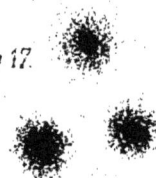

Fig. 18.

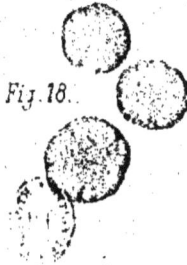

L. Gontié et nat del et lib.

Imh. Delor-Chabou, Toulouse

Fig. 21. Fig. 22. Fig. 23. Fig. 24.

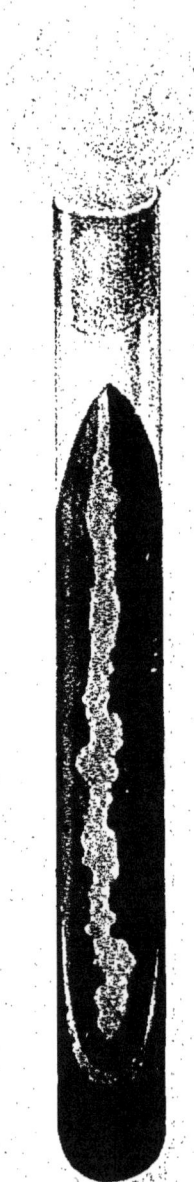 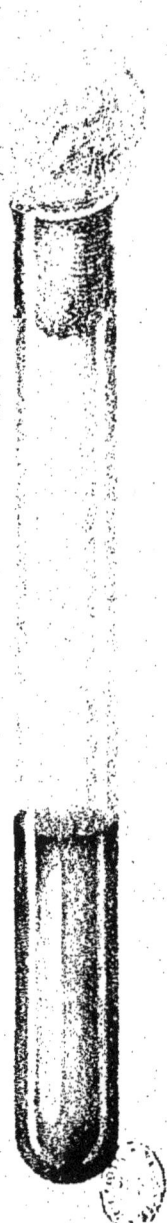 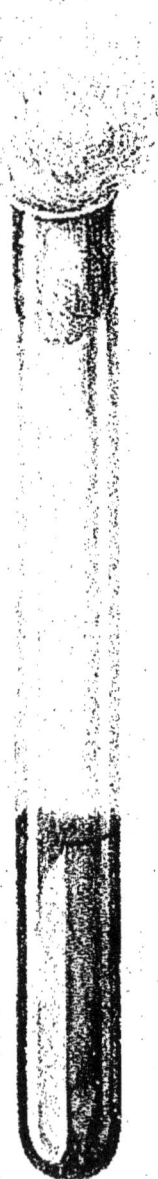 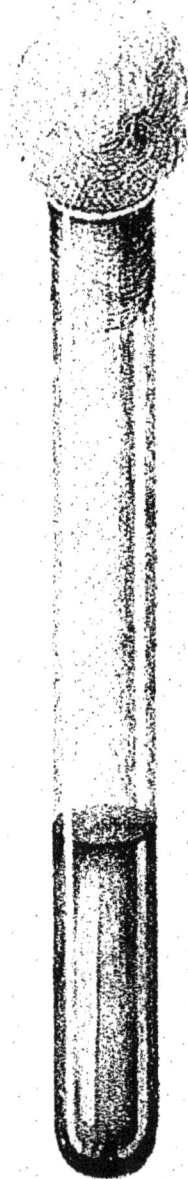

L. Gautié ad. nat. del. et lith. Lith. Delor-Chabou, Toulouse

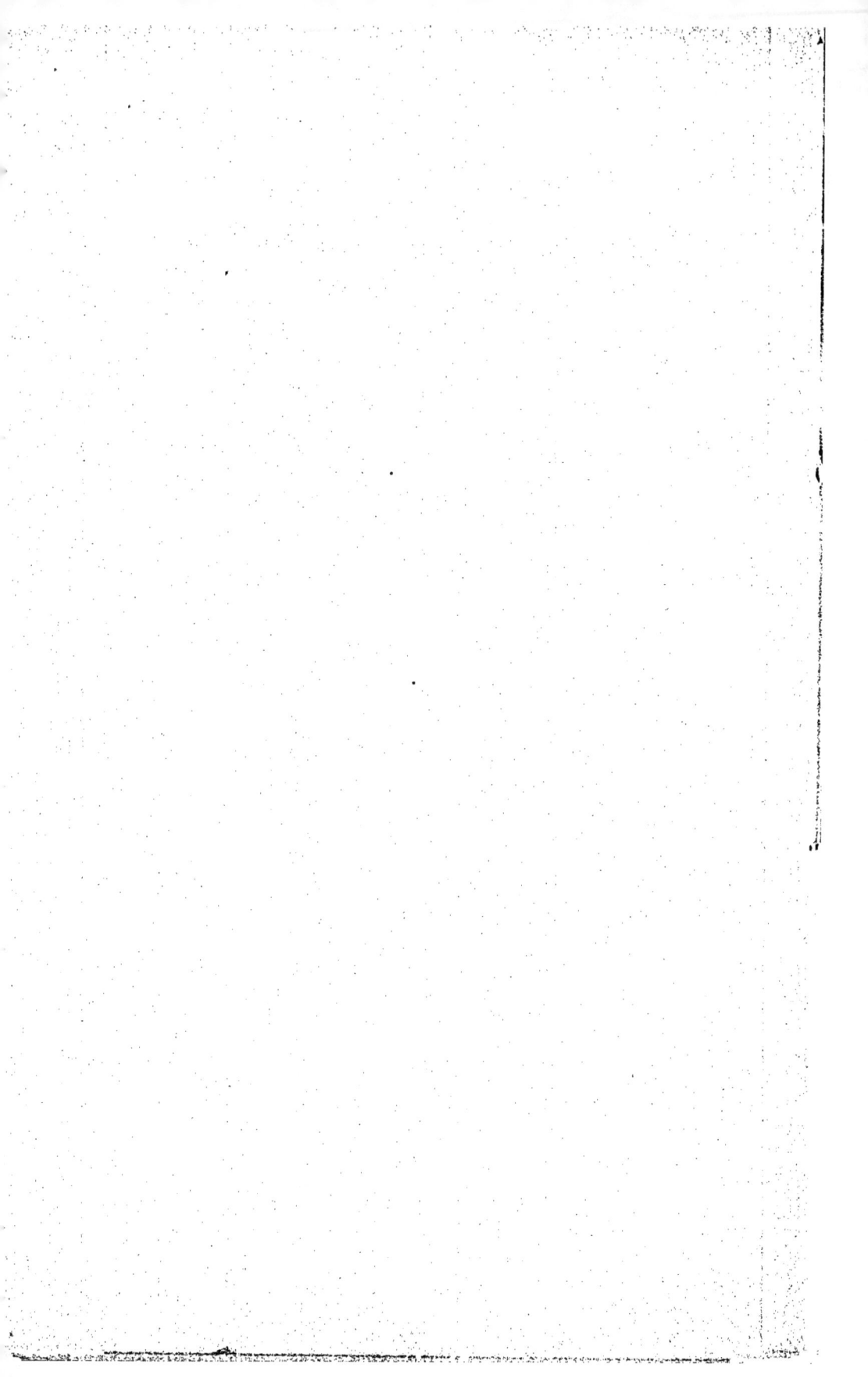

Pl. IV.

Fig. 25. Fig 26. Fig. 27. Fig. 28.

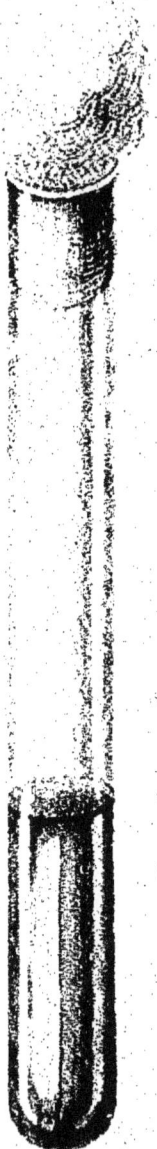

L. Gautié ad nat del et lith   Lith Delor-Chabou, Toulouse

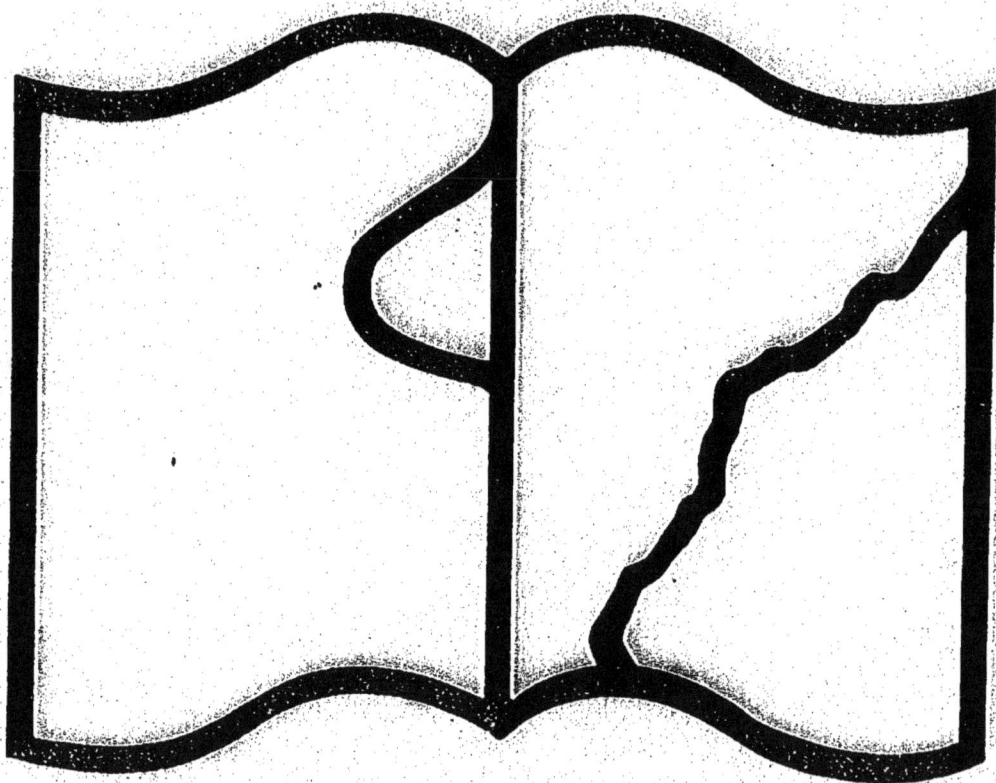

Texte détérioré — reliure défectueuse

NF Z 43-120-11

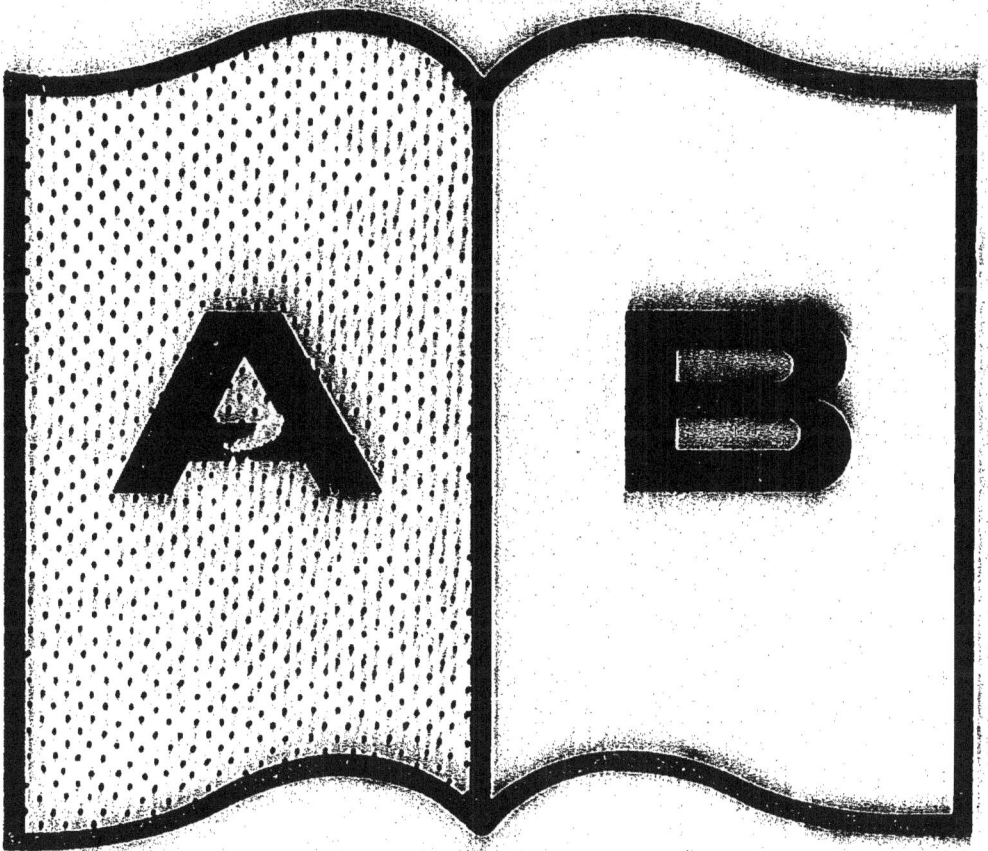

Contraste insuffisant

NF Z 43-120-14

www.ingramcontent.com/pod-product-compliance
Lightning Source LLC
Chambersburg PA
CBHW060420200326
41518CB00009B/1422